Abdur Rehman

Homöopathische Behandlung symptomarmer Fälle

Therapiebuch von A – Z nach exakten Quellen der homöopathischen Weltliteratur

Herausgegeben und übersetzt
von Frauke Nieber

Sonntag Verlag · Stuttgart

Die Deutsche Bibliothek – CIP-Einheitsaufnahme

Ein Titeldatensatz für diese Publikation ist bei
Der Deutschen Bibliothek erhältlich

Anschrift des Verfassers:
Prof. Dr.
Abdur Rehman
Homoeopathic Medical Centre
13-B Gulberg Centre
main Boulevard
Gulberg, Lahore/PAKISTAN

Titelbild: Bavaria, München

Wichtiger Hinweis
Wie jede Wissenschaft ist die Medizin ständigen Entwicklungen unterworfen. Forschung und klinische Erfahrung erweitern unsere Erkenntnisse, insbesondere was
Behandlung und medikamentöse Therapie anbelangt. Soweit in diesem Werk eine
Dosierung oder Applikation erwähnt werden, darf der Leser zwar darauf ver-
trauen, daß Autoren, Herausgeber und Verlag große Sorgfalt darauf verwandt haben, daß diese Angabe dem Wissensstand bei Fertigung des Werkes entsprechen.
Für Angaben über Dosierungsanweisungen und Applikationsformen kann vom Verlag jedoch keine Gewähr übernommen werden. Jeder Benutzer ist angehalten,
durch sorgfältige Prüfung der Beipackzettel bzw. Firmenliteratur der verwendeten
Präparate und gegebenfalls nach Konsultation eines Spezialisten festzustellen, ob
die dort gegebene Empfehlung für Dosierungen oder Beachtung von Kontraindika-
tionen gegenüber der Angabe in diesem Buch abweicht. Eine solche Prüfung ist besonders wichtig bei selten verwendeten Präparaten oder solchen, die neu auf den
Markt gebracht worden sind. Jede Dosierung oder Applikation erfolgt auf eigene
Gefahr des Benutzers. Autor und Verlag appellieren an jeden Benutzer, ihm etwa
auffallende Ungenauigkeiten dem Verlag mitzuteilen.
Geschützte Warennamen (Warenzeichen) werden nicht besonders kenntlich ge-
macht. Aus dem Fehlen eines solchen Hinweises kann also nicht geschlossen werden, daß es sich um einen freien Warennamen handele.

ISBN 3-87758-231-1

© Johannes Sonntag Verlagsbuchhandlung, Stuttgart 2001
Printed in Germany 2001
Satz: primustype Robert Hurler GmbH, Notzingen
Druck: Rondo-Druck, Ebersbach
Grundschrift: 8,5/10,5 Gulliver (Textline mit HerculesPro)

Inhaltsverzeichnis

Geleitwort VI

Vorwort VII

Einleitung VIII

I.   Indizierte Mittel

1.   **Indizierte Mittel und ihre Alternative** 2

2.   **Die indizierten Mittel und ihre Alternativen in der Übersicht** 65

3.   **Die Familiengeschichte und ihre indizierten Arzneimittel** . 68

4.   **Eigenanamnese und indizierte Arzneimittel** 78

II.   Reaktions- und Zwischenmittel

1.   **Aus der homöopathischen Materia medica** 112

III.   Anhang

Liste der Arzneimittel mit Abkürzungen 148

Literaturverzeichnis 154

Geleitwort

Immer wieder werden wir in der täglichen Praxis mit symptomarmen Fällen konfrontiert, bei denen sich beim besten Willen keine homöopathische Arzneimitteldiagnose stellen läßt. Hier kommt man nur weiter, wenn man auf die Familiengeschichte und die biographische Anamnese des Patienten zurückgreift. Der Erfolg diese Vorgehens ist in der homöopathischen Literatur durch zahlreiche Autoren belegt.

Prof. Rehman hat in sorgfältiger Arbeit die gesamte homöopathische Weltliteratur gesichtet und in alphabetischer Reihenfolge unter jeweiliger Angabe der Quellen alle wichtigen Symptome der Familiengeschichte und persönlichen Patientenanamnese mit den dazu passenden homöopathischen Mitteln aufgelistet. Ein besonderes Kapitel ist Syndromen mit den dabei primär indizierten und alternativen Arzneien gewidmet. Danach folgen, ebenfalls alphabetisch geordnet, die Reaktions- und Zwischenmittel der Materia medica. Den Abschluß bildet die umfangreiche Bibliographie und das Sachregister.

Mit diesem Buch erhält der homöopathische Arzt ein Werkzeug an die Hand, das ihm die Lösung schwieriger, symptomarmer, chronischer Krankheitsfälle ganz wesentlich erleichtern wird. Der übersichtliche Druck und die didaktisch geschickte Anordnung ermöglichen dabei eine rasche Orientierung. So wird das Buch viele Freunde finden und bald zu einem unentbehrlichen Begleiter in der täglichen Praxis werden.

Karlsruhe, im Frühjahr 2001   Dr. med. Karl-Heinz Gebhardt

Vorwort

Die Behandlung der einseitigen Krankheiten ist der schwierigste Teil der homöopathischen Praxis. HAHNEMANN erklärt in seinem *Organon* seine Vorgehensweise in den Paragraphen 172–184. Er gibt uns einige Hinweise für eine Verschreibung, aber sie decken nicht alle Fälle ab. Jeder erfahrene Praktiker wird auf solche Fälle stoßen, die aufgrund ihrer geringen Symptomatologie die Verschreibung eines passenden Mittels fast unmöglich machen.

Dr. Rehman gibt uns mit seiner Arbeit eine Sammlung an die Hand, die er aus allen verfügbaren Quellen zusammengestellt hat, um uns der Lösung des Problems einen Schritt näherzubringen. Erfreulicherweise hat er über Jahre die deutsche Sprache studiert, so daß er auch die Basisliteratur studieren konnte. Die Kollegen in aller Welt sollten sich immer daran erinnern, daß die Homöopathie in dieser Sprache gegründet wurde und viele fundamentale Schriften nicht übersetzt wurden, und wenn doch, dann mit mehr oder weniger Fehlern.

Hinsichtlich der einseitigen Fälle war wahrscheinlich CYRIUS MAXWELL BOGER (1861–1935) der erste, der nach einer detaillierteren Lösung des Problems suchte. Er trug den Inhalt der Schrift „Finding the Simillimum" den Anwesenden der »International Hahnemannian Association« in Cleveland, Juni 1924, vor. Er betonte besonders die Methode der Verschreibung auf der Basis der Informationen der hereditären Einflüsse

Wir sollten immer daran denken, daß die Homöopathie die krankhaften Zeichen des Patienten (und nicht der Diagnose) mit den Symptomen der Arzneimittelprüfung vergleicht. Eine Diagnose in der Familiengeschichte kann nur ein Hinweis auf solche Heilmittel geben, die bereits Symptome dieser Diagnose geheilt haben. Man kann daher nicht erwarten, daß ein Simillimum während der Anfangsphase einer Behandlung solcher einseitigen Fälle gefunden werden kann. Wenn jedoch ein Mittel auf der Basis hereditärer Informationen gefunden wird, kann es den Körper dazu bringen, Symptome zu entwickeln. Es kann den Fall erschließen. Diese sich entwickelnden Symptome können zu einer wahren homöopathischen Verschreibung führen.

Das Kapitel der „Alternativen Mittel" in Verbindung mit bestimmten Syndromen oder Indikationen wird in der gesamten homöopathischen Literatur auf ähnliche Weise behandelt. Wie der Held Wilhelm Tell, hat der Verschreiber noch einen zweiten Pfeil im Köcher, wenn der erste nicht trifft.

Wir Homöopathen sind Prof. Rehman zutiefst dankbar für die Sammlung und Veröffentlichung dieser wertvollen Informationen, die er aus verschiedensten Quellen unterschiedlichster Gültigkeit zusammengetragen hat.

Glees, im Frühjahr 2001   Dr. med. Klaus-Henning Gypser

Einleitung

Homöopathie ist die einzige Methode der rationalen Therapeutik, die nicht nur effektiv mit der persönlichen Vergangenheitsgeschichte des Patienten umgeht, sondern auch mit der Familiengeschichte.

Die Homöopathie berücksichtigt nicht nur den gesamten augenblicklichen Zustand pathologischer Reaktionen eines Patienten, sondern auch seine Familien- und persönliche Geschichte.

■ Sämtliche Einflüsse sind vom Zeitpunkt der Empfängnis an wichtig, wie z. B. emotionale oder körperliche Traumata während der Schwangerschaft, schwierige und erschöpfende Geburt, Kinderkrankheiten oder ihr Auftreten nach der Pubertät, Waise, elterliche Streitigkeiten, frühe Verantwortung im Leben, andauernder emotionaler oder mentaler Streß, oder starke Familienanamnese von Krebs, Tuberkulose, respiratorischen Beschwerden oder irgendeinem anderen chronischen Leiden, all das wird die Indikationen für ein Heil- oder Zwischenmittel erkennen lassen. Diese Informationen werden auf eine Arzneimittelgruppe hindeuten, die einen Fall lösen können, wenn sorgfältig gewählte Mittel bei Abwesenheit von Leitsymptomen nicht den gewünschten Erfolg bringen. Sie werden außerdem hilfreich sein, wenn sich ein Fall nach einer Reihe von Mitteln bis zu einem bestimmten Ausmaß bessert, dann jedoch kein weiterer Fortschritt erzielt werden kann. In vielen Fällen werden nur körperliche Allgemeinsymptome, die Familiengeschichte oder Eigenanamnese zur sicheren Auswahl des richtigen Mittels führen.

■ Während der letzten Jahre habe ich häufig Mittel eingesetzt, die auf der Familiengeschichte des Patienten basierten. Es handelte sich vor allem um Fälle, die symptomarm waren, nicht auf die passenden Mittel ansprachen oder den Erfolg zeigten, den die angezeigten Mittel versprachen. Meine Erfahrung hat die Tatsache mehrfach bestätigt, daß in solchen Fällen, in denen das Mittel auf der Basis der Familiengeschichte (sie muß jedoch aussagefähig sein) oder der Eigenanamnese verschrieben wurde, den für den Fall notwendigen äußeren Einfluß brachte. Ein auf dieser Basis verschriebenes Mittel kann eine Heilung verursachen, wenn das Bild der Patientensymptome zwei oder drei Charakteristika des Mittels enthält. In vielen solcher Fälle reicht eine einzige Gabe einer mittleren oder hohen Potenz aus, um zu heilen oder den Fall zumindest in Richtung auf eine Heilung zu bringen, indem es eine starke Erleichterung in vielen Symptomen bewirkt.

■ Wenn ein Mittel nach einer sorgfältigen Analyse des Falles gewählt wurde, muß man allerdings bedenken, daß häufig die Mittel scheinbar in ihrer Wirkung periodisch nachlassen. Die Wirkung tritt jedoch oft wieder auf, und man würde einen Fall nur verderben, wenn man das Mittel wiederholte oder sich in irgendeiner Weise in die Wirkung einmischte.

◾ Die folgende Zusammenfassung ist ein Versuch, dem Verschreiber bei einseitigen Fällen oder Fällen, in denen das scheinbar angezeigte Mittel nicht den erwünschten Erfolg bringt, zu helfen. In solchen Fällen muß der Arzt auf der Basis der Familiengeschichte oder der persönlichen Anamnese des Patienten verschreiben. Er muß vielleicht ein Reaktions- oder Zwischenmittel im Verlauf der Behandlung oder alternative Mittel bei besonderen Symptomenkomplexen einsetzen. Ein Konstitutionsmittel kann während der Behandlung eines chronischen Falles gelegentlich durch ein Zwischenmittel ergänzt werden müssen, um die miasmatischen oder andere Blockaden im Verlauf der Heilung zu lösen. Wenn eine Nosode durch die Repertorisation angezeigt ist, so hat dieses Mittel eine ganz besondere Bedeutung und kann immer als Zwischen- oder Reaktionsmittel eingesetzt werden.

◾ Wenn es zu einem Reaktionsmangel auf gut gewählte Mittel kommt und man bei einer erneuten Fallanalyse kein anderes Mittel angezeigt findet, eine andere Potenz des Mittels nicht den gewünschten Erfolg bringt, wird eine Gabe eines Zwischenmittels nötig sein. Es kann sich hierbei auch um ein Mittel für einen Patienten handeln, der sich bereits unter einer konstitutionellen Therapie befindet. Dieses Mittel muß eingesetzt werden, um ein akutes Miasma oder eine Gruppe akuter Symptome zu erleichtern. Diese Mittel finden auch ihren Einsatz, wenn wir das wahre Simillimum nicht finden können oder wir sagen müssen : „Wenn gut gewählte Mittel versagen." Jenes Mittel ist das beste Zwischenmittel, welches die größte Ähnlichkeit mit der akut schmerzhaften Symptomgruppe hat, oder eine Nosode, die der Konstitution des Patienten am nächsten steht, seiner Familiengeschichte und Eigenanamnese. Man sollte an diese Verbindung bei der Verabreichung eines Folgemittels denken. Ein Zwischenmittel kann auch Friedensstifter zwischen unvereinbaren Mitteln wie **Hep** zwischen **Merc** und **Silc** sein.

◾ Die vorliegende Arbeit ist in drei Teile gegliedert. **Teil 1** befaßt sich mit der Familiengeschichte und der persönlichen Eigenanamnese des Patienten, sowie der korrespondierenden Mittel. **Teil 2** befaßt sich mit den alternativen Mitteln. Dieser Teil ist nützlich, wenn ein bestimmtes Mittel aufgrund des Symptomenkomplexes sorgfältig gewählt wurde, aber keine gute Wirkung erzielt werden konnte In solchen Fällen wird ein alternatives Mittel aus der vorhandenen homöopathischen Literatur empfohlen. In diesem Abschnitt wurde große Sorgfalt darauf verwendet, die Informationen nur aus vertrauenswürdigen Quellen zu verwenden, und die jeweiligen Autoren werden dazu angegeben. Der 3. **Teil** dieser Zusammenfassung beinhaltet eine Materia medica von Reaktions- und Zwischenmitteln. Eine genaue Überprüfung dieser Materia medica wird dem Leser einen umfangreichen Anwendungsbereich in der Lösung chronischer Fälle zeigen.

Ich danke Dr. med. Klaus-Henning Gypser (Glees) für sein sorgfältiges Überprüfen des Materials in dieser Sammlung und den Vorschlag für den geeigneten Titel dieses Buches. Er erklärte sich freundlicherweise bereit, ein Vorwort zu schreiben. Diese deutsche Ausgabe wurde nur durch seine persönliche Fürsprache möglich, und ich finde keine Worte des Dankes für seine Freundlichkeit und Güte.

Auch bin ich Dr.med. Karl-Heinz Gebhardt (Karlsruhe) ausgesprochen dankbar für sein Review und seinen Kommentar. Seine freundlichen, zustimmenden Worte waren für mich immer eine Quelle der Ermunterung und von unschätzbarem Wert für mich.

Besonderer Dank gebührt Dr.med.vet. Frauke Nieber, die ausgesprochen engagiert an einer sehr genauen deutschen Übersetzung gearbeitet hat. Sie hat in der ganzen Zeit eng mit mir zusammengearbeitet und wertvolle Hinweise zur Verbesserung gegeben. Ich danke auch Frau Carry Trczinski „ die durch ihren Internet-Anschluß meine Informationen an Frau Dr. Nieber weitergab.

Ich danke Dr. Inam Hussain Jaffery für seine wertvollen Anmerkungen und Überarbeitung des Manuskripts. Ich danke besonders Dr. Rukhsana Kausar, der freundlicherweise viele Unbequemlichkeiten auf sich nahm und mir half, das Manuskript zu beenden. Herr M.Shafi, mein Computerspezialist, half mir bei jedem Softwareproblem.

Ich danke den Verlegern Andre Caro und Peter Lückenhaus für die gute Zusammenarbeit hinsichtlich der Veröffentlichung. Herr Andre Caro war besonders freundlich zu mir und ich schulde ihm herzlichsten Dank.

Ich bitte meine Berufskollegen, ihre persönlichen Anmerkungen und Empfehlungen zu geben, um folgende Auflagen zu ergänzen.

Prof. Abdur Rehman, Pakistan

I.
Indizierte
Mittel

1. Indizierte Mittel und ihre Alternative

Syndrome; Indikationen	Angezeigte Mittel	Alternative Mittel	Quelle
Abdominale Krämpfe infolge starker Emotionen	Coloc	Staph	E. A. Farrington
Abort	Apis, Bell, Sabin	Sulf	A. Pulford
Abzesse	Hep	Calc-s	N. M. Choudhuri
Abzesse, mit Entzündung des Zahnfleisches	Hep	Sil	R. B. Bishamber Das
Abzesse, chronisch, Eiterbildung fördernd	Hep	Cham	W. A. Dewey
Abzesse, Tonsillen	Sil, Sulph	Fl-ac	E. A. Farrington W. A. Dewey
Achillessehne, Affektionen	Andere Mittel versagen	Valer	N. M. Choudhuri
Akne	Bestgewählte Mittel erfolglos oder palliativ	Psor	H. C. Allen
	Calc	Calc-p	M. E. Douglas
	Aster	Kali-br	R. B. Bishamber Das
Akne vulgaris, Anämie, Verstopfung, Hunger, Abmagerung	Sulph	Nat-m	W. Quilish
Akne, rote Pickel, Nester zwischen den Schulterblättern und Nacken	Rhus-t	Lyc	M. E. Douglas
Albuminurie nach Scharlach	Dig, Hell	Apis	C. Hering
Allgemein, Fälle im allgemeinen	Psychosomatisch gewählte Mittel	Mittel mit Periodizität	D. M. Foubister
Allgemein, Fälle, bei denen die bestgewählten Mittel nicht erleichtern oder dauerhaft heilen	Bestgewählte Mittel unwirksam	Tub	H. C. Allen

Syndrome; Indikationen	Angezeigte Mittel	Alternative Mittel	Quelle
Amenorrhoe	Puls und gut gewählte Mittel erfolglos	Tub	T. M. Awan
Amenorrhoe, sekundär	Puls	Rosm	O. Leeser, E. Krug M. Stübler
Angina pectoris	Ars	Hydr-ac	S. Lilienthal
Angina tonsillaris, nach Unterdrückung stinkenden Fußschweißes durch kaltes Fußbad	Bell, Merc	Bar-c	C. Hering
Anus, schreckliche Schmerzen durch Konstriktion und Krampf	Plat	Plb	M. L. Tyler
Aphonie	Caust Acon, Phos, Spong erfolglos	Am-caust Cina	F. Cartier H. M. Sadique
Aphonie durch Unterkühlung	Acon, Carb-v, Phos, Spong	Cina	C. Hering
Aphonie durch Unterkühlung	Acon, Phos, Spong	Cina	M. L. Tyler H. C. Allen
Appendizitis	Acon, Bell	Ferr-p	P. C. Majumdar
	Angezeigte Mittel erfolglos	Tub	P. C. Majumdar
Appendizitis, eiternd Eiter entleert sich in den Darm	Hep, Merc	Echi	G. Royal
Arthritis, rheumatisch, akut, subakut	Acon	Chin-sal	W. Quilish
Arthritis, bes. bei Ablagerungen in den Gelenken	Colch scheint angezeigt, wirkt aber nicht	Benz-ac	H. A. Roberts
Asphyxie der Neugeborenen, blaß, atemlos, keuchend, obwohl Nabelschnur noch pulsiert, schläfrig bis Koma	Ant-t	Hep	A. Pulford

Syndrome; Indikationen	Angezeigte Mittel	Alternative Mittel	Quelle
Asthenische Kinder, Beschwerden	Calc-p	Ferr-ar	J. Mezger
Asthma	Phos	Ph-ac	R. B. Bishamber Das
	Ars	Thuja, Nat-s	S. R. Phatak
	Gut gewählte Mittel versagen	Nat-s	M. Masood.
Asthma, schweres	Reagiert nicht gut bekannte Mittel	Ambr	D. G. George
Asthma bei einer Hausfrau mit normalem Hormonstatus	Nat-m, Lyc, Ign, Hausstaub	Med	M. Rayner
Asthma bei blonden und dicken Kindern	Puls	Brom	M. L. Tyler M. Masood
Asthma bronchiale	Ars	Ant-a	K. Stauffer, W. Quilisch
Asthma – bronchiale Spasmen	Angezeigte Mittel versagen	Hist	Y. R. Agrawal, W. Quilisch
Asthma bei Schwindsüchtigen	Dros	Meph	A. V. Kumar Y. R. Agrawal
Astma u. Bronchitis schlimmer durch Nässe und Frost, besser an der Küste, Pfeifen und Husten 2–3 Uhr morgens	Ars	Syc-co	Y. R. Agrawal
Asthma, wenn es unvollständig ist, d. h. ohne besondere Modalitäten, die auf ein psor. oder syk. Mittel hinweisen	psorische oder sykotische Mittel	Lach	J. Jouanny
Aszites	Apo und andere sorgfältig gewählte Mittel versagen	Oxydendron arboreau	Ahmad Currim

Syndrome; Indikationen	Angezeigte Mittel	Alternative Mittel	Quelle
Atrophie bei Kindern	Silc	Calc-sil	A. Pulford
Atrophie der Muskeln, Neuritis, Polyneuritis	Plb	Plb-ac	L. Vannier
Augenbrauen, Haare fallen aus	Kali-c	Anan	O. Leeser M. Stübler, E. Krug
Augenwimpern drehen einwärts	Bor	Puls	R. B. Bishamber Das
Ausfluß Augen, reichlich, dick, gelblich	Puls, Merc	Arg-n	A. Pulford
Ausfluß beißend oder ätzend	Nat-m, Nat-s	Nat-a	E. V. D. G. Graf
Auswurf unmöglich	Ant-t	Bar-c	A. Pulford
Auswurf, Patient kann ihn nicht hoch bringen	Ant-t	Kali-c	W. A. Dewey
Azidität	Iris	Rob	R. B. Bishamber Das
Beklemmungsgefühl im Abdomen und Magen mit Heißhunger	Sulph	Tub	J. T. Kent
Beschwerden nach unterdrückter Gonorrhoe	Bestgewählte Mittel erleichtern nicht	Med	N. K. Banerjee
Beschwerden nach Impfung	Thuj versagt und Sil ist nicht angezeigt	Ant-t	C. Hering
Bisse, vergiftet	verschiedene Mittel	Gun-p	J. H. Clark
Bleichsucht	Ferr	Helon	A. C. Cowperthwait
	Ferr	Cup	W. Quilisch, K. Stauffer

5

Syndrome; Indikationen	Angezeigte Mittel	Alternative Mittel	Quelle
Bleichsucht mit Anämie	Ferr	Cupr	O. Leeser M. Stuebler E. Krug K. Stauffer
Blutbildende Organe, zur Aktivierung	Sulph	Ars	K. Stauffer A. Pulford
Blutdekompensation	Nat-m, Sil	Ars	M. Masood
Bluthusten, vgl. Haemoptysis			
Blutungen, vgl. Haemorrhagie			
Brennen der Fußsohlen und Handflächen	Lach, Sulph	Sang	A. Stiegele
Brennen im Rachen, schlimmer rechts	Sulph	Caust	E. B. Nash
Bright'sche Krankheit mit lokaler allgem. Wassersucht	Ars	Aur-m	R. Hughes
Bronchiale oder pneumonische Fälle, Rückfälle ohne ersichtlichen Grund	Wenn gut angezeigte Mittel nur zeitweise helfen	Bac	W. H. Freeman
Bronchopneumonie	Ant-t	Sulf	E. A. Farrington
	Ant-t	Lyc	R. B. Bishamber Das
Bronchiolitis und Pneumonie bei Asthenikern	Acon, Ant-t, Bell, Chin-s, Ferr-p, Ip, Phos	Am-c	K. Stauffer
Bronchiolitis mit schnellem Beginn bei Kindern, wenn die pneumonischen Veränderungen überwiegen	Phos	Sulf	D. M. Gibson
Bronchiolitis und pulmonale Komplikationen nach Masern	Ars, Phos	Tub-a	Fortier Bernoville

Syndrome; Indikationen	Angezeigte Mittel	Alternative Mittel	Quelle
Bronchitis	Wenn andere Mittel bei der Hemmung oder Heilung versagen	Sulph, Tub	R. B. Bishamber Das
Bronchitis capillaris, starkes Rasseln, Zyanose, Ödeme, oder Lungenlähmung	Wenn andere Mittel versagen	Am-c	F. Cartier
Bronchitis mit schnellem Beginn bei Kindern, wenn die pulmonalen Veränderungen überwiegen	Phos	Sulf	D. M. Gibson
Bronchitis, asthenisch und Pneumonie	Acon, Ip, Ant-t, Phos, Chin-s	Am-c	K. Stauffer
Bronchitis endet in Asthma	Gut gewählte Mittel wirken nicht	Carc.	Jonathan Shore
Brust	Gut gewählte Mittel	Thyr	S. K. Gosh
Brustinfektionen	Angezeigtes Mittel unwirksam	Morgan (Bach)	H. W. Boyd
Brust, Geschwulst hart	Ka i-m	Sil	G. W. Carey
Brustwarzen, wund	Arn	Ham	C. M. Conant
Brustwarzen, wund, während Stillen	Arn	Ham	S. Lilienthal
Cholera	Verat	Carb-ac	S. R. Phatak
Cholera, tödliche Verläufe	Wenn gut gewählte Mittel nicht wirken	Laur	N. K. Banerjee
Cholera, epidemisch	Verat	Elat	R. Hughes
Cholera, Krämpfe mit kalten Extremitäten	Verat	Cupr	M. Masood
Cholera mit Unterdrückung des Urins	Angezeigte Mittel unwirksam	Kali-bi	S. K. Bose

Syndrome; Indikationen	Angezeigte Mittel	Alternative Mittel	Quelle
Cholera infantum	Ars, Bell, Ip	Cadm	C. Hering
	Ip	Nux-v	H. N. Guernsey
	Aeth	Ars	R. B. Bishamber Das
Cholera infantum, mit dumpfem, rotem Gesicht, dilatierten Pupillen, Kopfrollen und weichem, vollem Puls	Bell, Sulph	Ferr-p	E. A. Farrington
Chorea	Sulf	Psor	C. E. Fischer
	Sulf u. andere gut angezeigte Mittel unwirksam	Psor	S. Lilienthal
	Ign	Caust	R. Hughes
Chorea, besonders bei Kindern	Gut angezeigte Mittel	Calc	C. E. Fisher
Chronische Krankheiten	Sulf	Psor	N. M. Choudhuri
Delirium tremens	Bell, Pass, Stram, Lach, Hyos	Calc	K. Stauffer
Depression, mental	Ars	Ars-j	H. Voisin
Depressive Zustände	Cocc	Picr	H. Voisin
Diabetes	Chin	Acet-ac	M. Guermonprez, M. Pinkas M. Torck
Diabetes mit Albuminurie	Plb	Ars-br	R. B. Bishamber Das
Diabetes bei typischen Calc-Konstitutionen, andere Indikationen fehlen	Calc	Gymne	G. Beckley
Diarrhoe	Carb-v	Carb-ac	S. K. Bose

Syndrome; Indikationen	Angezeigte Mittel	Alternative Mittel	Quelle
Diarrhoe nach der Schwangerschaft oder Geburt	Puls	Petr	C. M. Conant
Diarrhoe, erschöpfend und schmerzhaft	Andere Mittel versagen	Ars	G. Royal
Diarrhoe, erschöpfend, mit sehr stinkenden Stühlen	Carb-v, Psor	Carb-ac	J. B. Bell
Diarrhoe, starke	Sulf	Rumx	A. Pulford
Diarrhoe und Kolik	Cham, Colc, Verat	Grat	M. Masood
Diarrhoe bei einem Kind, besonders verschlimmert nach jeder Mahlzeit, mit Reizbarkeit des Gemüts und tympanischem Abdo- men	Arg-n, Ars, Ham, Coloc, Crot-t, Mag-c, Merc-v, Sulf – unwirksam	Bell	N. M. Choudhuri
Diarrhoe, schlimmer morgens, plötzlicher, zwingender Drang	Sulf	Tub	N. M. Choudhuri
Diarrhoe, mit Typhoid, Typhus, Meningitis usw., wenn Opium keine Reak- tion auslöst	Op	Zinc	N. M. Choudhuri
Diarrhoe mit starker Erschöpfung	Gamb	Nuph	E. A. Farrington
Diarrhoe, schlimmer morgens	Sulɔh	Rum	J. B. Bell
	Aloe, Podo, Sulɔh	Thuj	N. M. Choudhuri
Diarrhoe, dysenterisch	Alles versagt	Chap	R. B. Bishamber Das
Diarrhoe, dysenterisch, Schwellung des unteren Abdomen und häufigem Schaudern	Merc-c	Colch	P. P. Wells, C. Hering

Syndrome; Indikationen	Angezeigte Mittel	Alternative Mittel	Quelle
Diarrhoe, erschöpfend	Viele andere Mittel versagen	Arn	H. Farrington
Diphtherie	Lyc, Phyt	Lac-c	C. Hering
	Apis	Apisin	Bonnerot, Fortier-Bernoville
	Lach, Merc-c	Echin	J. Mezger
	Lach	Lac-c	C. G. Raue, C. Hering
	Gut gewählte Mittel versagen	Kali-j	R. Hughes
	Ars, Calc, Jod, Merc, Sulph	Merc-j-f	C. Hering
	Wenn angezeigte Mittel nicht wirken	Diph	N. K. Banerjee
Diphtherie, bösartige	Jedes bekannte Mittel	Kali-m, Kali-p	W. Boericke, W. A. Dewey
Diphtherie, laryngeale	Chlor, Kali-bi, Lac-c	Diph	H. C. Allen
Diphtherie, wenn der Patient bereits am Anfang zum Tode verurteilt ist	alle Mittel	Diph	M. L. Tyler, C. H. Hubbard
Diphtherie, Geschichte	Gut angezeigte Mittel versagen	Diph	D. M. Foubister
Drüsenvergrößerung, skrofulös	Sulph	Therid	E. A. Farrington
Drüsenhypertrophie mit Härte, besonders im Nacken	Calc	Calc-j	K. Stauffer
Drüsenfieber, Beschwerden danach	Drüsenfieber-Nosode	Carc	D. M. Foubister
Drüsenschwellungen, chronisch	Calc-Verbindungen versagen	Lapis	W. A. Dewey

Syndrome; Indikationen	Angezeigte Mittel	Alternative Mittel	Quelle
Dysenterie	Angezeigte Mittel unwirksam	Tub	T. M. Awan
Dysenterie, Amöben	Sulph u. andere angezeigte Mittel sind unwirksam	Thuj	R. B. Bishamber Das
Dysenterie	Merc-c	Acon	M. Masood
	Merc	Sulf	A. Pulford
	Merc	Merc-c	S. K. Bose
	Angezeigte Mittel unwirksam	Tub	T. M. Awan
Dysenterie, ein schleimiger Stuhl mit dem Gefühl, als ob man noch nicht fertig ist	Merc	Sulph	J. T. Kent
Dysenterie, mit schneidenden Schmerzen, großer Durst, kalte Hände und Füße	Acon	Kali-n	A. C. Cowperthwaite
	Acon	Merc	E. A. Farrington
Dysmenorrhoe, mit Bewußtlosigkeit	Cocc, Nux-m	Glon	G. Royal
Dysmenorrhoe mit großen schwarzen Klumpen und Kolik	Cof	Cham	E. B. Nash
Dyspepsie	Nat-p	Ferr-p	W. Boericke W. A. Dewey
Dyspepsia nervosa	Anac	Kali-p	W. Boericke W. A. Dewey
Dyspepsia chronica mit Beschwerden der Harnorgane	Nux-v	Lyc	K. Stauffer
Dyspepsie, sanfte Art durch Ausschweifungen und Schwelgen in reichem Essen und Wein	Nux-v	Carb-v	A. Pulford

Syndrome; Indikationen	Angezeigte Mittel	Alternative Mittel	Quelle
Dysurie	Canth	Cann-s	C. M. Conant
Eiterprozesse, latent, Patient ständig rückfällig	Similimum unwirksam	Pyrog	H. C. Allen
Eiterung tuberkulöser Drüsen im Nacken	Calc-j, Tub und andere unwirksam	Insul	S. K. Gosh
Eiterung der Ovarien	Lach	Plat	E. A. Farrington
Eiterung mit Komplikationen	Ars	Tarent-c	A. L. Rousseau
Eiterung mit Komplikationen	Andere Mittel unwirksam	Pyrog	A. L. Rousseau
Eiterung, Abzesse, Karbunkel, Gerstenkorn, Nagelgeschwür, infizierte Lymphdrüsen	Pyrog	Hep	A. L. Rousseau
Eiterprozesse	Hep	Calc-s	O. Hansen
Ekzeme mit syphilitischem Erscheinungsbild	Andere Mittel unwirksam	Merc-j	J. R. Kippax M. E. Douglas
Ekzeme, hartnäckig	Graph, Sulf	Kali-sil	A. Pulford J. T. Kent
Ekzeme auf der Brust, chronisch	Angezeigte Mittel unwirksam	Am-c	K. Stauffer
Ekzeme, chronisch mit Amenorrhoe, verschlimmert während Menstruation oder tritt während der Menopause auf	Wenn üblichere Mittel unwirksam	Mang	W. J. Pierce
Ekzem, trocken, lang dauernd	Angezeigte Mittel unwirksam	X-Ray	S. P. Dey
Ekzeme, Seborrhoe, Haare verkleben, stinkende Krusten	Psor	Tub	J. H. Allen
Ekzem, trocken juckend	Ars, Sulf	Tarent-h	J. T. Kent S. R. Phatak

Syndrome; Indikationen	Angezeigte Mittel	Alternative Mittel	Quelle
Ekzem, hartnäckig	Merc-v	Merc-c	J. H. Allen
Ekzem nach Impfung	Thuj	Variol	P. Sankaran
Endokarditis	Acon, Verat	Spig	K. Stauffer
Endokarditis, Komplikationen mit Pneumonie	Phos, Sulf	Sang	E. M. Hale
Entzündliche oder seröse Exsudate	Bry, Kali-m	Sulph	K. S. Bakshi
Entzündung der Speicheldrüsen bei Stomatitis	Merc und andere gut angezeigte Mittel unwirksam	Lach	J. Mezger
Entzündung mit verhärteter, geröteter schmerzhafter Haut, begleiten schwere allgemeine Symptome von Infektionen	Ars	Anthrc, Tarent-c	J. Jouanny
Enuresis	Nitrum	Benz-ac	C. Hering
	Nitre	Thuj	H. C. Allen
	Sulph	Equis	G. Royal
Enuresis bei Kindern	Alles versagt	Polyvalente Darmvakzine	D. M. Foubister
Enuresis nocturna	Andere Mittel unwirksam	Kali-p	W. Boericke W. A. Dewey
Enuresis nocturna schlimmer durch Überarbeitung zu viel Spiel, Hitze- und Kälteextreme	Wenn die bestgewählten Mittel unwirksam sind	Thyr	D. M. Borland
Enuresis nocturna	Andere Mittel unwirksam	Thyr	A. L. Blackwood
Enuresis mit Symptomen von Wurmbefall	Cina	Santn	S. K. Bose
Epilepsie, Aura, als ob eine Maus den Arm herauf liefe	Sulph	Calc	A. Pulford

Syndrome; Indikationen	Angezeigte Mittel	Alternative Mittel	Quelle
Epistaxis	Erig	Merc	E. A. Farrington
	Am	Mill	O. Leeser M. Stuebler E. Krug
	Nit-ac	Sul-ac	F. Cartier
	Ferr	Ferr-pic	S. Lilienthal
	Alle Mittel	Calc-fl	D. P. Rastogi
Epistaxis bei alten, zusammengebrochenen unwirksamen Konstitutionen	Andere Mittel unwirksam	Crot-h	R. B. Bishamber Das
Epistaxis, häufig später starke Blutungen	Bell, Nit-ac, Ip	Ferr-p	W. Boericke
Epulis	Thuj	Calc	R. B. Bishamber Das
Erbrechen, dauerhaft	Andere Mittel unwirksam	Mag-p	G. W. Carey
Erbrechen, hartnäckig, über Tage	Durch nichts zu erleichtern	Oenan	S. R. Phatak
Erbrechen, Schwangerschaft	Lac-c	Tab	H. C. Allen
	Lac-c oder andere gut gewählte Mittel unwirksam	Psor	H. C. Allen
	Andere Mittel	Psor	S. R. Phatak
Erbrechen, Schwangerschaft, Foetus bewegt sich zu stark	Alle Mittel unwirksam	Psor	A. Pulford
Erguß, zur Resorption aus Gehirn, Pleura, Lungen und Gelenken	Bry, Kali-m und andere angezeigte Mittel unwirksam	Sulph	A. Stiegele, H. C. Allen

Syndrome; Indikationen	Angezeigte Mittel	Alternative Mittel	Quelle
Erkältung, Kopf und Schnupfen	Camph	Apis, Bell	K. Stauffer
Erkältung, endet in Asthma	Dulc	Calc. Sulph	A. Pulford
Erkältung, setzt sich in der Blase fest	Dulc	Sulph	A. Pulford
Erkältung bei Kindern Neigung zu exsudativer Diathese	Calc-Verbindungen oder Sulph	Mag-c	J. Mezger
Erschöpfung, geistige	Viele angezeigte Mittel unwirksam	Pic-ac	K. H. Gypser
Eruptionen, Folge von Unterdrückung	Andere Antipsorika unwirksam	Psor	E. B. Nash
Eruptionen, juckend, brennend am ganzen Körper	Angezeigtes Mittel unwirksam	Sulph	M. E. Douglas
Erysipel	Bell	Atro-S	W. A. Dewey
	Rhus-t	Canth	C. G. Raue
	Graph	Euph	C. G. Raue
	Andere Mittel	Sulph	M. E. Douglas
Erysipel, phlegmonös, linker Oberschenkel	Merc-j. Hep, Sil	Ferr-p	H. Boyd
Erysipel, wenn sich die zerebralen Affektionen nicht bessern	Bell	Lach	M. E. Douglas
Fieber	Bell, Rhus-t	Pyrog	M. L. Tyler
	Acon	Bry	E. A. Farrington
Fieber, akut, katarrhal mit Komplikationen	Gels versagt	Bapt	G. A. Rowland
Fieber, alle Typen	Andere Mittel unwirksam	Pyrog	T. M. Awan

Syndrome; Indikationen	Angezeigte Mittel	Alternative Mittel	Quelle
Fieber, intermittierend	Chin-s	Ars-br	E. P. Anshutz
	Chin-Verarbeitungen	Eucal	W. Quilisch
Fieber, intermittierend, hartnäckige Fälle	Sil, Calc oder gut	Tub	C. R. K. Menon
Fieber, besonders hartnäckige Fälle, mit ständigen Rückfällen	Calc, Sil und alle gut gewählten Mittel	Tub	A. Pulford
Fieber, puerperal, Frost ohne Durst, Fieber mit Durst und überall Schmerzen	Arn	Calen	C. M. Conant
Fieber, puerperal, infizierte Wunden mit allgemeiner Infektion, septische Zustände	Bestgewählte Mittel unwirksam	Pyrog	J. Mezger
Fieber, puerperal und pseudo, Peritonitis, puerperaler Irrsinn	Bell	Hyos	C. M. Conant
Fieber, rheumatisch, sehr hoch	Acon	Chin-sal	W. Quilisch
Fieber, septischen Ursprungs, alle Formen	Bapt, Echi, Rhus-t	Pyrog	M. L. Tyler
Fieber, Scharlach in einem Fall	Lach unwirksam	Am-c	A. Pulford
Fieber, septischen Ursprungs, alle Formen	Rhus-t oder bestgewählte Mittel unwirksam	Pyrog	M. L. Tyler
Fieber, Sepsis, mit Frieren und Schwitzen	Ars, Lach, Pyrog	Mag-c	J. Mezger
Fieber, typhoides	Bell, Merc und Verbind.	Bapt	N. M. Choudhuri
	Bry	Upas	C. Burnett

Syndrome; Indikationen	Angezeigte Mittel	Alternative Mittel	Quelle
Fieber, typhoides	Rhus-t	Mur-ac	E. A. Farrington W. A. Dewey
	Acon, Bry, Ip, Nat-m, Op, Stram	Calad	C. Hering
	Alle anderen unwirksam	Carb-v	E. B. Nash
	Gut angezeigte Mittel unwirksam	Lach	A. V. Lippe E. B. Nash
Fieber, typhoides, träge Form	Gut angezeigte Mittel unwirksam	Echi	J. Mezger
Fieber, typhoides	Gut gewählte Mittel unwirksam	Sulph	R. Murphy
Fieber, typhoides, puerperal	Chin o. Chin-a	Merc-v	C. M. Conant
Fieber, typhoides, Hemmung des Sensoriums	Ph-ac	Nit-s-d	C. Hering
Fissuren, am Anus	Sulph	Psor	C. M. Conant
Fisteln	Sil	Fl-ac	J. Jouanny
Flatus, inkarzeriert in der Milzflexur des Colon	Lyc	Momor-b	S. Lilienthal
Flauheitsgefühl, das ihn zum Essen zwingt	Sulph, oder wenn Sulph unwirksam	Tub	J. T. Kent
Flechte	Calc	Sil	M. Masood
Flechte, auf der Nase	Calc	Sil	A. Pulford
Frakturen, zum Vereinigen	Alles andere war unwirksam	Cal-p	F. E. Gladwin
Furunkulose	Sulph und Sulph-Verarbeitungen	Nat-m	W. Quilisch

Syndrome; Indikationen	Angezeigte Mittel	Alternative Mittel	Quelle
Furunkulose	Hep	Abrot	M. Masood
Furunkulose und Abszesse der Schweißdrüsen	Sul-I	Aqu-sil	A. Stiegele
Gallensteine, Kolik	Andere Mittel unwirksam	Hydr	M. Masood
	Chel	Schlangengifte	D. M. Borland
	Card-m, Chin, Nux-v,Podo	Chol	B. K. Sarkar
Gangrän, feucht, wenn Eiterung droht	Acon, Apis, Bell	Merc	M. Dorcsi
Gangrän, fortschreitend in Fingerkuppen, Knöcheln und Zehen	Ars, Lach, Sec	Sol-n	N. M. Choudhuri
Gastralgie	Nux-v	Cocc	A. C. Cowperthwaite
Gastralgie, chronisch häufiges Erbrechen von klebrigem Schleim, der sich nach einiger Zeit dunkel und kaffeefarben färbt	Kali-bi	Iris	E. B. Nash
Gastralgie, hartnäckig	Angezeigte Mittel unwirksam	Stann	A. Stiegele
Geburtsschmerzen	Bell	Hyos	C. M. Conant
	Nux-v	Ign	C. M. Conant
Geburt, während, muskuläre und nervöse Erregung	Caul	Gels	R. Moskowitz
Gefühl, wie zerschlagen	Arn, Hyp	Bell-p, Sep	B. Hopkins
Gefühl, als ob man kalte feuchte Strümpfe tragen würde,Kopfschweiße und am Nacken während des Schlafes, durchtränken das Kopfkissen	Calc	Sanic	A. Pulford

Syndrome; Indikationen	Angezeigte Mittel	Alternative Mittel	Quelle
Gehirnerschütterung	Am, Cic, Nat-m, Nat-s	Hell	D. M. Foubister S. K. Bose
	Arn	Cic	N. M. Choudhuri
Gehirnerschütterung, durch Schlag auf den Kopf	Arn	Hell	S. R. Phatak
Gelbsucht, vollständig, mit bronzefarbener Haut, Appetitverlust, Schwere im Magen und Abdomen; mit spärlichem, gelbem, schaumigem Urin, hell gefärbtem Stuhl, Mangel an Galle, große Schwäche, Müdigkeit bis Betäubung	Ars, Lept, Merc-d	Dig	J. Mezger
Gelenkerkrankungen	Sil	Phos	A. Pulford
Genitalien, weiblich, krampfartige Starrheit der Gebärmutter	Bell, Gels	Caul	S. Leavitt
Geschwüre, Neigung zu, mit Magenbeschwerden, sehr schmerzhaft und empfindlich	Arn	Nux-v	J. H. Allen
Geschwüre, Lippen, Gesicht	Antim, Bapt, Bor, Kali-chl	Nat-p	W. Boericke
Gicht	Colch	Benz-ac	H. A. Robert C. Hering
Globus hystericus	Lach	Valer	K. Stauffer
Gonorrhoe	Andere Mittel unwirksam	Sulph	E. P. Anshutz
	Cann-s, Cop, Merc	Arg-m	C. Hering
Gonorrhoe, Ausfluß gelb, grünlich, von trägem Charakter	Cann-s, Cop, Merc	Arg-m	H. Buck

Syndrome; Indikationen	Angezeigte Mittel	Alternative Mittel	Quelle
Gonorrhoe, Ausfluß spärlich, klarer Schleim, beim Urinieren starke, brennende, stechende Schmerzen	Kali-m, Kali-s, Nat-m	Mag-p	W. Boericke W. A. Dewey
Gonorrhoe, chronisch	Alle Mittel	Psor	A. Pulford
Gonorrhoe, chronisch seit Jahren, kann weder unterdrückt, noch geheilt werden	Bestgewählte Mittel unwirksam	Psor	H. C. Allen S. K. Bose
Gonorrhoe, Eiterung droht, begleitet von Klopfen im Perineum	Merc	Hep	J. P. H. Berjeau J. H. P. Frost
Gonorrhoe, Frauen, andauernd durch Palliation	Puls, Thuj	Alum	A. Pulford
Gonorrhoe, Komplikationen (Phimose) unwirksam bei Patienten mit skrofulösem Aussehen	Alle Mittel	Sulph	J. P. H. Berjeau J. H. P. Frost
Gonorrhoe, Nachtripper	Merc	Nit-ac	J. P. H. Berjeau J. H. P. Frost
Gonorrhoe, Nachtripper, chronisch, wenig Ausfluß Harnröhrenöffnung morgens verklebt, hartnäckig	Andere Mittel unwirksam	Sep	A. Pulford
Gonorrhoe, Nachtripper, alter, schmerzloser Ausfluß; der „letzte Tropfen", schlaffe und kalte Genitalien, ein Tropfen weißen oder gelben Eiters nach einem gut gewählten Mittel mit ungewöhnlich stinkenden Genitalien	Alum, Sep, Sulph	Psor	J. T. Kent
Gonorrhoe, für die konstitutionellen Effekte einer Fehlbehandlung	Bestgewählte Mittel erfolglos	Med	H. C. Allen

Syndrome; Indikationen	Angezeigte Mittel	Alternative Mittel	Quelle
Gonorrhoe, unterdrückt	Alle anderen Mittel unwirksam	Med	A. Pulford
Grippe	Tub	Op	E. W. Hubbard
Grippe, epidemisch, beginnt mit Fieber und Schüttelfrost	Gut gewählte Mittel unwirksam	Pyrog	J. Mezger
Grippe, mit Schmerzen in den Knochen und Gelenken, mit akuten Rückenschmerzen	Puls	Phyth	M. G. Blackie
Gummata, syphilitisch gummatöse Tumore	Merc	Aur	J. P. H. Berjeau J. H. P. Forst
Haarverlust, Augenbrauen	Kal-c	Anan	O. Leeser M. Stübler, E. Krug
Haare, frühzeitig ergraut	Lyc, Ph-ac, Thuj, Wies	Piloc	R. B. Bishamber Das
Haemoptysis	Andere Mittel unwirksam	Acal	H. M. Sadique
Haemoptysis, mit Stechen	Andere Mittel unwirksam	Acal	K. Stauffer M. Masood
Haemorrhagie, anhaltend nach Abort	Alle Behandlungsarten unwirksam	Kali-c	J. T. Kent
Haemorrhagie aus Magengegend, bis rechtes Hypochondrium, kaffeesatzartiges Erbrechen und Stuhl, Symptome wie bei Phos	Crot-h, Phos	Pyrog	A. Pulford
Haemorrhagie, Nachgeburtsverhaltung, mit typischem Delirium	Stram	Sec	N. K. Banerjee

Syndrome; Indikationen	Angezeigte Mittel	Alternative Mittel	Quelle
Haemorrhagie aus der Nase bei einem alten Mann mit zusammenge- brochener Konstitution	Alle Mittel un- wirksam	Crot-h	E. B. Nash
Haemorrhagie, Rektum	Sulph und andere	Sang, Rumx	A. Pulford
Haemorrhagien, aus dem Uterus	Sec	Ust	O. Leeser M. Stübler, E. Krug
Haemorrhagie, Uterus	Alle anderen Mit- tel unwirksam	Rhus-a	J. A. Mackey N. M. Choudhuri
	Ham, Mill	Tril	R. Hughes
Haemorrhagie, Uterus, mit Übelkeit und sauberer Zunge	Ip	Pyrog	D-M-Foubister O. A. Julian A. Pulford
Haemorrhagie, Uterus	Ip versagt	Rad-br	S. R. Phatak
Haemorrhagie, nach Ver- letzungen	Arn	Mill	E. B. Nash
Haemorrhagie, zerebral	Acon	Bell	C. P. Hart D. M. Borland
Hämorrhoiden	Sulph	Aesc	M. Stübler, E. Krug o. Leeser
	Nux-v	Aesc	H. C. Allen A. V. Lippe
	Nux-v, Sulph	Aesc	O. Leeser M. Stübler E. Krug
Hämorrhoiden mit Verstopfung	Aesc	Coll	R. Hughes
Harnabsatzbeschwerden	Acon, Nux-v	Puls	G. N. Guernsey
Harnabsatz, schmerzhaft und erfolgloser Drang	Canth	Nux-v	C. M. Conant

Syndrome; Indikationen	Angezeigte Mittel	Alternative Mittel	Quelle
Harnabsatz, Verlust der Kontrolle über die Blase nach Geburt	Ars	Caust	A. Pulford
Harnsteine	Gut angezeigte Mittel unwirksam	Sulph	D. Dewargne
Harnverhaltung, Atonie der Blase nach Geburt	Ars	Caust, Hyos	N. M. Choudhuri
Harnverhaltung, Krampf	Bell	Camph	G. Royal
Hautausschläge	Psor	Syph	M. Burges-Webster
Haut, Beschwerden nach Unterdrückung von Ausschlägen oder Juckreiz	Sulph	Psor	A. Pulford K. S. Bakshi
Hauterkrankungen	Psor	Syph	A. N. Mukerji
	Calc-p	Calc-ar	E. V. D. G. Graf
	Graph, Sulph, Psor	Morg-Bach	S. R. Wadia
Heiserkeit	Kali-m	Kali-s	G. W. Carey
Heiserkeit und Aphonie nach Grippe	Sulph	Caust	C. H. Hubbard
Heiserkeit, chronisch	Caust	Sulph	W. A. Dewey
Heiserkeit nach Erkältung	Acon, Phos, Spong	Cina	R. B. Bishamber Das
Heiserkeit, mit tiefem heiserem Husten	Andere Mittel unwirksam	Sulph	E. A. Farrington
Heiserkeit, durch Stimmbandlähmung	Gels, Caust	Plb	R. B. Bishamber Das
Heiserkeit bei Rednern, Sängern	Arg-n	Mang	R. B. Bishamber Das
Hemiplegie	Nux-v	Xanth	C. Hering
Hernien	Nux-v	Cocc	S. Lilienthal

Syndrome; Indikationen	Angezeigte Mittel	Alternative Mittel	Quelle
Hernie, rechtsseitig	Lyc	Nux-v	R. B. Bishamber Das
Hernie, Nabel mit Verstopfung	Nux-v	Cocc	H. C. Allen
Herpes zoster	Rhus-t	Dol	C. Hering
Herzaffektionen	andere Mittel unwirksam	Ars, Stroph	K. Stauffer
Herzaffektionen	schlechte Reaktion auf Dig.	Dig-j, Olnd, Squil, Stroph	J. Mezger
Herzaffektionen, mit Dekompensation	alle Mittel unwirksam	Prun	K. Stauffer
Herzbeschwerden, Brustaffektionen, Reaktionsmangel, bes. bei Lungenerkrankungen	Sulph	Laur	E. A. Farrington
Herzblock	Wenn Dig als Dauermedikamentation kontraindiziert ist	Iber	J. Mezger
Herzdekompensation, Ödembildung	Dig	Ser-an	K. Stauffer
Herzdilatation	Cimic	Agar	E. M. Hale
Herzdilatation, chronisch wenn Dig. die Verdauungsorgane beeinträchtigt oder keine günstige Wirkung bringt	Dig	Stroph	A. L. Blackwood S. K. Bose
Herzdilatation, chron. interstitielle Nephritis, Dyspnoe, Zyanose	andere Mittel unwirksam	Crat	W. I. Pierce
Herz, Endokarditis	Spig	Jod	C. G. Raue
Herzerkrankungen, mit Anämie	Ferr	Cupr	E. M. Hale

Syndrome; Indikationen	Angezeigte Mittel	Alternative Mittel	Quelle
Herzerkrankungen, mit Hämorrhoiden	Cact, Dig und andere unwirksam	Coll	H. C. Allen
Herzinsuffizienz	Cact, Kalm	Naja	K. Stauffer
Herzinsuffizienz, Angina pectoris, kardial bedingte Ödeme	Dig	Crat	J. Mezger
Herzinsuffizienz, chron. geschädigter Herzmuskel nach Infektion	Dig und Stroph werden nicht vertragen	Crat	O. Leeser, M. Stübler E. Krug
Herzinsuffizienz, Lungen-affektionen, blutiger Aus-wurf, drohendes Ödem	Dig	Phos	K. Stauffer
Herzinsuffizienz, rechtes Herz	Dig, Stroph	Helln	J. Mezger
Herz, Kardialgie und Gastralgie	Cham	Bell	S. Lilienthal
Herz, Klappendefekt, Hypertrophie, Dilatation und Dekompensation	Cact, Kalm	Naja	K. Stauffer
Herz, Klappeninsuffizienz mit drohendem Kollaps und Lungenödem	Phos	Carb-v	K. Stauffer
Herz, Klappeninsuffizienz und Emphysem mit drohender Paralyse des Herzens	Dig	Apocy	K. Stauffer
Herz, Klappeninsuffizienz mit ausgeprägter Herz-schwäche	Dig	Stroph	K. Stauffer
Herz, Koronarinsuffizienz	andere Mittel unwirksam	Chol	D. M. Foubister
Herzkranzgefäße, chronische Krankheit	Lach versagt	Naja	R. A. Redcay
Herz, Perikarditis	Colch	Colchn	A. L. Blackwood

Syndrome; Indikationen	Angezeigte Mittel	Alternative Mittel	Quelle
Herzschwäche und Dekompensation	Dig, Conv	Adon	O. Leeser M. Stübler E. Krug
Herzschwäche, nervöse Herzarbeit, Puls entweder schnell und schwach oder langsam und stolpernd	Dig	Cimic	E. A. Farrington
Heuschnupfen, beginnt mit Katarrh der oberen Luftwege und endet in Asthma	Aral, Arund, Ars-j, Dulc, Sabad, Wye	Ambro	J. Shore
Heuschnupfen, endet in Asthma	Gut gewählte Mittel unwirksam	Carc	J. Shore
Hitzewallungen im Klimakterium	Sulf	Sul-ac	E. B. Nash
Hitzewallungen, Menopause	Glon	Usn-b	Fortier-Bernoville
Hitzewallungen, Klimakterium, mit Leukorrhoe, brennenden Handflächen und Fußsohlen, kann Bettwärme nicht ertragen	Lach, Sulph	Sang	A. Stiegele E. B. Nash
Hitzewallungen, Klimakterium	Sulph	Sul-ac	E. B. Nash
Hitzewallungen Menopause	Glon	Sang	D. M. Borland
Hüftgelenke, Lockerung	Arn	Ham	C. M. Conant
Hungrig, Flauheitsgefühl	Sulph	Tub	C. R. K. Menon
Husten	Am-br	Am-j	M. Masood
	Bry	Nat-c	S. Lilienthal
	Ant-t	Hep	J. P. Gallavardin

Syndrome; Indikationen	Angezeigte Mittel	Alternative Mittel	Quelle
Husten	Bry, Ant-t	Dros 200 gefolgt von Rum 6, Sumb 6, Spong	F. Berboville
Husten, besser durch Aufsitzen	Puls, Bry, Phos	Con	A. Stiegele
	Hyo	Con	I. H. Jaffery
Husten, fest, bei Masern	Phos	Sep	D. William
Husten, hartnäckig, während des Schlafens	Cham	Lach	E. B. Nash
Husten, laryngeal	Jedes Mittel	Dros	Bonnerot, Fortier-Bernoville
Husten, trocken Lungentuberkulose	Dros, Hyos, Op	Con	H. C. Allen C. Hering
Husten während der Schwangerschaft oder nach Geburt	Hyos	Con	C. M. Conant
Husten bei Grippe	Alle anderen Mittel unwirksam	Am-c	M. L. Tyler R. B. Bishamber Das
Husten, kurz, trocken entzündlich bei Pneumonie oder Fieber	Ferr-p	Nat-m	W. G. Carey
Husten, mit Rasseln, zu schwach, um abzuhusten	Ant-t	Carb-v	E. B. Nash
Husten, schlimmer beim Reden	Phos	Penth	E. P. Anshutz
Husten, nach Schwindsucht	Dros	Meph	S. Lilienthal
Husten, schwindsüchtig, spastisch, bei Mädchen	Dros	Meph	C. B. Knerr
Husten, in einem Fall, wo der Patient aufgrund des Hustens kaum reden konnte	Ambr, Kali-bi Phos, Rumx unwirksam	Meph	N. M. Choudhuri

Syndrome; Indikationen	Angezeigte Mittel	Alternative Mittel	Quelle
Husten, spastisch	Andere Mittel unwirksam	Hyos	D. Wember
Husten bei trockenem Asthma der Schwindsüchtigen	Dros	Meph	E. A. Farrington
Hydrocele bei Kindern	Rhod	Abrot	R. B. Bishamber Das
Hydrocephaloid nach Cholera infantum	Chin	Calc-p	E. A. Farrington
Hydrocephalus	Chin	Calc-p	J. B. Bell A. Pulford
Hydrocephalus, akut	Bell	Calc	W. A. Dewey
Hydrocephalus nach Hemmung der Stühle bei einem zahnenden Baby mit Krämpfen im Rachen, Auge, Mund, eine Wange rot, die andere blaß, beide heiß	Cham	Ign	G. Royal
Hydrocephalus, schwerere Fälle	Apis	Apoc	N. M. Choudhuri
Hydronephrose	Plb	Ars	R. B. Bishamber Das
Hyperämie, Kongestion oder sogar Frost, der einem entzündlichen Fieber vorangeht	Acon	Bry	E. A. Farrington
Hypochondriasis	Normale Mittel unwirksam	Kali-p	G. W. Carey
Hysterie, Überempfindlichkeit nervöse Affektionen	Gut angezeigte Mittel unwirksam	Valer	W. Boericke
Impfung, krankhafte Folgen	Kali-m, Sil, Thuj	Ant-t	M. Masood

Syndrome; Indikationen	Angezeigte Mittel	Alternative Mittel	Quelle
Impfung, Nachwirkungen	Scheinbar angez. Mittel unwirksam	Thuj	D. M. Foubister
Impotenz, nach sexuellen Ausschweifungen	Lyc	Nit-ac	E. P. Anshutz
Impotenz	Phos	Lach	K. Stauffer
Ischias	Mag-p	Calc-p	H. N. Guernsey
Ischias, mit Ödemen des linken Knöchels	Keine Reaktion auf verschiedene Mittel	Stront-c	C. M. Boger
Intestinale schwere Erkrankungen	Gängige Mittel unwirksam	Cadm-sul	Ahmad, Currim
Juckreiz, Bartflechte chronische Fälle	Sulph	Phyt	J. H. Allen
Juckreiz, oder andere Hautkrankheiten, Beschwerden nach Unterdrückung	Sulph	Psor	M. Masood
Kardiopulmonale Insuffizienz	Dig	Laur	J. Mezger
Karbunkel, kanzerös oder bösartige Ulzera, Gangräne, und Karies und Nekrosen, wenn es zu brennenden Schmerzen kommt, als wenn ein Stück glühender Kohle auf die Stelle gelegt worden wäre	Ars, Anthr, Sec	Euphor	N. K. Banerjee
Katalepsie	Cann-j	Cic	M. Masood
Katarakt	Calc-f	Cann-s	M. Masood
	Caust, Sulf	Phos	C. Burnett

Syndrome; Indikationen	Angezeigte Mittel	Alternative Mittel	Quelle
Katarrh, akut, intestinal	Alle Mittel	Oenoth	K. Stauffer
Katarrh, alter	Alle Mittel, wenn keine Reaktion auf sorgfältigst gewählte Mittel	Caps erregt eine Reaktion, auch wenn es nicht heilt. Sil und Kali-bi usw. können hinterher wirken und heilen, auch wenn zuvor keine Reaktion auf ihre Gabe erfolgte	M. L. Tyler
Katarrh, bronchial besonders linke Lunge	Ant-t, Ip, Phos	Sulf	E. A. Farrington
Katarrh, chronisch, der Schleimhäute	Puls	Kali-s	M. Masood
Katarrh, erstickend bei alten Leuten	Ant-t	Bar-c	A. Pulford
Katarrh, nasal	Puls	Nat-m	A. Pulford
Katarrh, nasal, akut, besonders bei syphilitischen Patienten	Merc	Kali-j	E. B. Nash
Katarrh, nasal, reichlicher, dicker, gelber schleimiger Ausfluß; totaler Verlust des Geruchs- und Geschmackssinns	Puls	Nat-m	A. Pulford
Katarrh, postnasal, chronisch, mit goldfarbenem Ausfluß und gelber Zunge, Patient wird zum Hypochonder	Kali-p und alle anderen unwirksam	Nat-p	W. Boericke
Kauende Bewegungen der Kiefer, ständig, und hastiges Trinken	Bry	Hell	A. Pulford
Keloid	Sabin o. Thuj	Cupr-l	A. Pulford

Syndrome; Indikationen	Angezeigte Mittel	Alternative Mittel	Quelle
Keratitis parenchymatosa	Aur-m, Cinnb	Kali-m	G. W. Carey
Keratitis parenchymatosa, Entzündung der rechten Kornea erstreckt sich über die gesamte Oberfläche	Aur-m, Cinnb, Atro	Kali-m	W. Boericke W. A. Dewe
Keuchhusten	Cupr	Cupr-a	L. Rousseau Fortier-Bernoville
	Dros	Pert	D. M. Foubister
	Dros	Kali-c	R. B. Bishamber Das
Keuchhusten, 2. Stadium	Bell	Ip	K. Stauffer
Keuchhusten, Kinder	Dros	Carb-v	D. P. Rastogi
Kinderkrankheiten	Sil	Sanic	D. M. Borland
Klimakterische Beschwerden	Lach, Sulph	Sang	H. C. Allen
Knochenfäule, besonders Nasenknochen und Tarsus	Aur	Nit-ac	O. Hansen
Kolik	Coloc	Mag-p	E. B. Nash
	Coloc, Nux-v	Coll	H. C. Allen C. Hering
	Coloc	Caust	W. A. Dewey
Kolik, abdominal, besser durch Druck, besonders, wenn die Anfälle lange andauern oder der Patient eine chronische Neigung besitzt	Coloc	Stann	E. B. Nash
Kolik, besser durch Bewegung	Coloc	Rhus-t	A. Pulford
Kolik, biliös	Cham	Podo	M. Masood
Kolik, bei Kindern mit Flatulenz und Verstopfung	Cham, Nux-v	Iris	C. G. Raue

Syndrome; Indikationen	Angezeigte Mittel	Alternative Mittel	Quelle
Kolik, bei jungen Kindern	Nux-v, Coloc, Cham	Mag-p	W. Boericke D. W. Dewey
Kolik, kneifende, schneidende Schmerzen, Beugen bessert	Coloc	Caust	A. Pulford M. L. Tyler
Kolik oder Konvulsionen	Bell	Atro	K. Stauffer
Kolikartige Schmerzen im Magen	Mag-p	Kali-s	W. Boericke
Kolik, sehr stark, besser durch harten Druck, Vorwärtsbeugen, Hitze, Flatulenz	Coloc	Kali-c	A. Pulford
Kolik, wiederholte Anfälle, mit Coloc-Symptomen	Coloc	Kali-c	M. L. Tyler W. A. Dewey
Kollaps, ernst	Alle anderen Mittel unwirksam	Carb-v	W. Quilisch
Koma, Anästhesie nach Sonnenstich	Apis, Bell, Glon	Op	J. Mezger
Kondylome und Feigwarzen nach Abusus von Mercur	Thuj	Staph	S. K. Bose M. Masood
Kongestion, zerebral bei Kindern	Bell	Glon	A. L. Lippe
Kongestive Anfälle mit stetig stärker werdenden zerebralen Beschwerden, Pupillen dilatiert, dumpfer Ausdruck	Bry	Bell	A. Pulford
Konjunktivitis durch Fremdkörper	Acon	Sulph	E. A. Farrington
Konjunktivitis bei Neugeborenen	Merc, Puls	Arg-n	H. Hauptmann
Konstitutionelle Krankheiten	Merc, Sulf, Thuj	Tub	P. Sankaran

Syndrome; Indikationen	Angezeigte Mittel	Alternative Mittel	Quelle
Konstitutionelle Mittel	Lyc	Morgan-G	M. G. Blackie
Konstitution, psorisch	Andere Mittel unwirksam	Sulph	E. B. Nash
Konvulsionen und Spasmen bei Kindern aufgrund von Wurmbefall	Bell, Cina	Cic	N. K. Banerjee
Konvulsionen bei Kindern aufgrund von Wurmbefall	Cent	Quass	E. A. Farrington
Konvulsionen, zitternd und zuckend, wie Veitstanz	Ars	Tarent-h	J. Kent
Konzentration, schwer bei Kindern	Lyc	Tub	P. Herscu
Kopf heiß, mit klopfenden Karotiden besonders bei Kindern	Bell	Coff	J. T. Kent
Kopfhochhaltung unmöglich, Kinder ohne besondere Beschwerden	Ars, Calc, Sil u. alles andere unwirksam	Aeth	A. Pulford
Kopfschuppen, Pityriasis	Calc-p, Sulph	Psor	H. N. Guernsey
Kornea, Affektionen	Sil	Calc-sil	A. Pulford
Krämpfe	Mag-p	Cupr	M. Masood
Krämpfe des Ösophagus	Asa-f, Nux-m	Abies-n	M. Dorcsi
Krämpfe und Spasmen der Muskulatur	Cupr	Mag-p	M. Dorcsi M. L. Tyler
Krankheiten, die alle den Symptomen der sek. und tert. Syphilis ähneln	Bestgewählte Mittel unwirksam	Syph	S. K. Bose
Krebs, bösartiges Wachstum, nachdem Ulzeration eingesetzt hat	Scheinbar gut angezeigte Mittel unwirksam	Calc-s	A. Pulford

Syndrome; Indikationen	Angezeigte Mittel	Alternative Mittel	Quelle
Krebs, fürchterliche Schmerzen in den Karbunkeln, Erysipel	Anthr, Ars	Euph	H. C. Allen
Krebs, Leber	Calc-ars	Cadm	A. Currim
Krebs, Rektum	Alum	Nit-ac	R. B. Bishamber Das
Kreislauferkrankungen mit Beengungsgefühl, wie von einem Querbalken über dem Sternum	Cact	Cupr, Cimic, Lach	Fortier-Bernoville
Kropf	Spong, Thuj	Lapis	J. Mezger
Kropf, Exophthalmus	Andere Mittel unwirksam	Brom	C. P. Hart
Kropf, hart	Jod	Brom	H. C. Allen A. V. Lippe
Kropf, parenchymatös	Andere Mittel	Brom	K. Stauffer
Krupp	Brom	Am-br	K. Stauffer
	Acon, Spong	Hep	A. H. Farrington
	Acon, Spong, Aur	Cham	A. Pulford
	Phos	Brom	A. C. Cowperwaite
	Jod	Brom	K. Stauffer
	Wenn Hepar die Exsudation nicht beseitigen kann	Brom	W. A. Dewey
Krupp, akuter Pseudo-Krupp	Acon	Spong	R. Dockx G. Rokelenberg
Krupp, beschwerlich, sägende Atmung	Alle anderen Mittel unwirksam	Kaolin	A. Pulford H. N. Guernsey
Krupp im ersten entzündlichen, krampfartigem Stadium	Acon	Bell	E. B. Nash

Syndrome; Indikationen	Angezeigte Mittel	Alternative Mittel	Quelle
Krupp, hoffnungslose Fälle	Alle Mittel un- wirksam	Phos	Â. Pulford
Krupp bei Kindern	Alle Mittel un- wirksam	Cham	H. N. Guernsey
Krupp, letztes Stadium	Alle Mittel um- sonst	Mosch	A. Pulford
Kummer	Ign	Nat-m	A. Pulford
Ladenbesitzer, mit Schmerzen bei feuchtem Wetter, Wetterwechsel, während eines Sturms	Rhus-t	Tub	A. Pulford
Läuse	Carb-ac	Psor	R. B. Bishamber Das
Laryngitis, akut oder chronisch bei Kindern	Alle anderen Mit- tel unwirksam	Carb-v	Rousseau Fortier-Bernoville
Laryngitis, mit starker Rötung, Stechen und einem ödematösen Zustand des Rachens	Bell	Apis	E. B. Nash
Leberaffektionen, beson- ders Leberzirrhose mit Aszites	Quass	Aqu-n-v	O. Leeser M. Stübler E. Krug
Lebererkrankungen	Alle Mittel un- wirksam	Chol	J. Mezger
	Chel, Card-m, Merc, Myric, Kali-bi	Chol	C. Burnett
	Dig	Myr	G. Royal H. Minton
Leberflecke	Lyc	Sep	R. B. Bishamber Das
Lebernekrose	Lyc	Carc-ad	D. M. Foubister
Leucoderma	Ars	Phos	C. E. Fisher

Syndrome; Indikationen	Angezeigte Mittel	Alternative Mittel	Quelle
Leukorrhoe	Alle gut gewählten Mittel unwirksam	Med	R. B. Bishamber Das
Lichen	Kali-m, Ars	Calc-s	W. Boericke W. A. Dewe
Lokomotorische Ataxie, mit schrecklichen Schmerzen	Plb	Plb-j	W. I. Pierce
Lüsternheit	Hyos	Verat	C. Hering
	Hyos	Phos	H. C. Allen A. Pulford
Lumbago	Bry	Lyc	A. Pulford
	Bry	Ant-t	M. Dorcsi
	Rhus-t	Calc	E. A. Farrington
Lumbago, schlimmer durch Ruhe und besser durch Wärme	Rhus-t	Calc-f	C. Hering J. T. Kent
Lumbago, durch Überanstrengung	Rhus-t	Calc-f	W. A. Dewey
Lungenlähmung, drohende; kalter Schweiß, kalter Atem, Zyanose, möchte zugefächelt werden	Ant-t	Carb-v	N. K. Banerjee
Lymphatismus, mit Hypertrophie der Tonsillen und Verdauungsbeschwerden von Kindern und Babys, Unterentwicklung und Leberbeschwerden, Rachitis und Tetanus	Calc	Mag-c	J. Mezger
Magen, gastrische Symptome nach Ausschweifung	Nux-v	Carb-v, Sulph	E. A. Farrington

Syndrome; Indikationen	Angezeigte Mittel	Alternative Mittel	Quelle
Magenbeschwerden nach fettem Essen, Pasteten usw.	Puls	Carb-v	E. B. Nash
Magenbeschwerden nach Fleisch, Kuchen, herzhafter und schwerverdaulicher Nahrung, fettes Essen, sehr fettes Essen	Puls	Carb-v	A. Pulford
Magenbeschwerden mit chronischer Dyspepsie	Therapieresistent	Bov	O. Leeser M. Stübler E. Krug
Magensymptome	Nux-v	Carb-v	E. A. Farrington W. Dewey
Malaria	Wenn alle Mittel unwirksam sind	Malaria-off	D. Roy
	Chin	Eucal	K. Stauffer
Malaria, chronisch Kachexie durch Malaria	Alle angezeigten Mittel unwirksam	Malar-off	D. P. Rastogi Grinder Pal M. N. Sinha A. Poddar
Malariafälle, alt, mit Kachexie	Chin	Ars	A. Stiegele
Mandelentzündung	Sil	Bell, Sulph	E. A. Farrington
Mandelentzündung, wenn Abszeß eitert, aber nicht heilen will	Sil	Fl-ac	E. A. Farrington
Mandeln, vergrößert, verhärtet	Ba-c	Calc-f	A. Pulford J. T. Kent
Mandeln, vergrößert, chronisch	Andere Mittel unwirksam	Carc	T. P. Chatterje
Marasmus	Sulph	Psor	W. A. Dewey
Masern, wenn Ausschlag verzögert ist	Bry	Sulph	S. R. Wadia

Syndrome; Indikationen	Angezeigte Mittel	Alternative Mittel	Quelle
Masern, Komplikationen Bronchitis, wenn der Patient weder husten, noch auswerfen kann	Ip	Ant-t	Fortier-Bernoville
Masern, in Krankengeschichte	Gut angezeigte Mittel unwirksam	Morb	D. M. Foubister
Masern, träge Form	Gels	Ars	Bonnerot Fortier-Bernoville
Melancholie	Sep	Calc	Fortier-Bernoville
Melanose des Auges	Bell, Carb-an Con, Thuj	Aur	C. Hering
Meningitis	Hell	Zinc	N. K. Banerjee
Meningitis, drohender Erguß, nächtliche Halluzinationen, erwacht ängstlich, weinend aus dem Schlaf	Apis, Hell, Sulph	Tub	H. C. Allen
Meningitis, mit Kopfrollen, bei einem 2-jährigen Kind	Apis, Sulph usw.	Agar	E. A. Farrington
Meningitis zerebrospinalis, Kopfrollen von einer Seite zur anderen, dreht den Körper von oben nach unten, bis die Füße auf dem Kissen liegen oder das Kopfende berühren. Schmerzen, Rachen und Augen unnormal glänzend, Pupillen total dilatiert, reichlich Nasenbluten, Übelkeit, Erbrechen, schlimmer durch Bewegung und Licht; besser durch festes Binden und Wärme	Bell unwirksam	Pyrog	A. Pulford
Menses, spärlich	Sep	Lach	A. Pulford

Syndrome; Indikationen	Angezeigte Mittel	Alternative Mittel	Quelle
Menses, unterdrückt	Nat-m	Kali-c	E. A. Farrington H. C. Allen C. Dunham
Menses, verzögert oder unterdrückt	Puls	Sulph	H. Farrington
Menstruationsbeschwerden, Menses unterdrückt	Nat-m	Kali-c	A. Pulford
Menstruationskoliken, kneifend, schneidend, besser durch Vorwärtsbeugen, schlimmer vor der Menses, Reißen im hinteren Anteil der Oberschenkel	Coloc	Caust	E. A. Farrington
Mentale Störungen, Irrsinn, schlechtes Gedächtnis, gehemmter Geist, unehrlich, ängstlich, Halluzinationen des Gehörsinns, schwermütig	Jedes übliche Mittel versagt	Kali-p	W. Boericke W. A. Dewey
Mentale Symptome	Puls	Cycl	R. Dockx G. Kokelenberg
Metalle, Abusus, Beschwerden	Hep	Sulph	K. S. Bakshi
Metorrhagie aus Nachgeburtsverhaltung, mit charakt. Delirium	Stram	Sec	S. K. Bose
Migräne	Kal -bi	Iris	D. M. Borland
Milch, um Sekretion zu stoppen	Bor, Puls	Kali-j, Calc-j, Sul-j	K. Stauffer
Milchproduktion	Wenn alle Mittel unwirksam sind	Phyt	J. Mezger
Mumps, in Krankengeschichte	Gut angezeigte Mittel sind unwirksam	Parot	D. M. Foubister

Syndrome; Indikationen	Angezeigte Mittel	Alternative Mittel	Quelle
Mumps, Metastasen in Hoden oder Brust	Carb-v, Puls	Abrot	J. T. Kent
Nachts, schlimmer, wenn das eine herausragende Modalität bleibt	Gut angezeigte Mittel unwirksam	Syph	D. M. Foubister
Nagel, Zeh, einwachsend	Sil	Graph	A. Pulford
Nasenknochen, -knorpel, empfindlich	Aur	Merc-j-f	H. Buck
Nasenobstruktion	Reagiert nicht auf gut gewählte Mittel	Lemna	R. Morrison
	Alle Mittel, auch Nasensprays unwirksam	Phyt	J. Mezger
Nekrose des Unterkiefers nach Unfall	Sil, Tub	Symph	M. L. Tyler
Nekrose des Unterkiefers	Alles unwirksam	Calc-f	E. A. Farrington
Nephralgie	Canth	Arg-n	S. Lilienthal
Nephritis	Phos	Ferr-p	G. Royal
Nephritis und Nephrose	Apis, Ars	Colch	W. Quilisch
Nephritis, chronisch	Dig	Conv	C. E. Fisher
Nephritis, chronisch, interstitiell	Ars	Ars-j	D. M. Borland
Nephritis nach Masern, oder Scharlach	Ars	Calc-ars	G. Royal
Nephritis, stark ödematös	Bestgewählte Mittel unwirksam	Cupr-ars	A. Stiegele
Nephritis, subakut oder chronisch, Nierenzirrhose	Ars	Kali-ars	K. Stauffer
Nephrosklerose	Ars	Kali-ars	W. Quilisch E. B. Nash

Syndrome; Indikationen	Angezeigte Mittel	Alternative Mittel	Quelle
Nervöse Affektionen	Gut gewählte Mittel unwirksam	Zinc-v	M. Masood H. M. Sadique
	Gut gewählte Mittel unwirksam	Valer	N. K. Banerjee W. Boericke
Neuralgie	Bell	Atro-s	W. A. Dewey
Neuralgie, Auge	Acon, Bell	Kalm	C. Hering
Neuralgie, Gesicht, schießende Schmerzen auf der linken Seite des Gesichts und Kopfes, schlimmer nachts, Druck und Erschütterung	Spig	Mag-c	A. Pulford
Neuralgie, Gesicht, bei jedem Wetterwechsel	Sulph	Caust	A. Pulford
Neuralgie, hartnäckig	Angezeigte Mittel unwirksam	Caust	M. Masood
Neuralgie, nach unterdrücktem Hautausschlag	Sulph	Caust	M. Masood
Neuralgie, bei Multipler Sklerose, fürchterliche Schmerzen, Sklerose der unteren Wirbelsäule	Plb	Thal	T. F. Allen
Neuralgie, schlimmer nachts, umfaßt Kopf	Merc	Mez	A. Pulford
Neuralgie, supraorbital rechts, schlimmer morgens, bei jungen Frauen	Bell, Cham, Colc Ign, Nux-v	Fer-p	H. Boyd
Neurasthenie	Nux-v	Stry-p	E. R. McIntyer
Neurasthenie, mit Kontrollverlust über Nerven und Muskeln	Kali-p	Arg-n	R. B. Bishamber Das
Neuritis, mit Wundheit	Arn	Bell-p	W. A. Dewey

Syndrome; Indikationen	Angezeigte Mittel	Alternative Mittel	Quelle
Neuropathische Kinder	Calc-Salze, Zinc, Cupr	Apis, Hell	M. Dorsci
Nierenaffektionen, Bild nephrogener Kachexie entwickelt sich, mit Ödemen und urämischem Asthma	Gut gewählte	Ars	M. Dorcsi
Niesanfälle, wässrige Sekretion	Sabad	wenn Sabad unwirksam, dann z. B. Nat-m	O. Eichelberger
Nymphomanie, besonders mit viel wollüstigem Juckreiz, Herzklopfen und Verstopfung	Plat	Mosch, Canth	E. P. Anshutz
Ödeme	Arn	Calc	E. A. Farrington
Ödeme, Füße, während der Schwangerschaft	Lyc	Rhus-t	C. M. Conant
Ödeme, wassersüchtige Fälle	Dig	Squil	W. Boericke
Ohnmacht, Anfall nach einer Mahlzeit	Nux-v	Ph-ac	S. Lilienthal
Ohnmacht und Erschöpfung, puerperale Konvulsionen bei sehr sensiblen Frauen	Acon	Coff	C. M. Conant
Ohnmacht bei sensiblen Menschen, durch Schreck	Acon	Coff	S. L. Lilienthal
Ohraffektionen	Hep, Kali-bi	Hydr	M. Masood
Ophthalmie	Arg-n	Puls	A. Pulford
Ophthalmie, eitrig	Sulph	Arg-m	C. G. Raue
Ophthalmia neonatorum	Puls, Merc	Arg-n	E. A. Farrington

Syndrome; Indikationen	Angezeigte Mittel	Alternative Mittel	Quelle
Ophthalmia neonatorum	Andere Mittel unwirksam	Kali-s	W. Boericke W. A. Dewey
Ophthalmie, skrofulös mit Ulzeration der Kornea	Bestgewählte Mittel unwirksam	Kali-bi	A. Stiegele
Orchitis, allgemein	Puls	Clem	E. A. Farrington
Ösophagus, Krämpfe, mit Reurgitation	Bapt, Cic	Am-c	K. Stauffer
Osteomyelitis, progressiv, destruktiv seit Jahren andauernd	Widersteht vielen Mitteln	Toxicophis	Ahmad Currim
Oszillation des Augapfels	Agar	Ars	C. Hering
Otalgie, stark, umfaßt das Gesicht, frostig	Merc	Mez	A. Pulford
Otitis, akut im ersten Stadium	Bell	Ferr-p	O. Leeser M. Stübler E. Krug
Otits externa, mit folgender Otorrhoe, Taubheit, widersteht einigen Mitteln	Merc, Hydr, Sulph	Kali-m	W. Boericke W. A. Dewey
Otitis oder Otorrhoe	Andere Mittel unwirksam	Sulph	C. R. K. Menon
Otitis bei psorischen Patienten	Andere Mittel unwirksam	Sulph	N. M. Choudhuri
Ovarien, Eiterung	Lach	Plat	E. A. Farrington O. Hansen
Ovar, rechts, Affektionen	Plat	Pall	R. Hughes W. A. Dewey
Ozaena und Karies der Knochen	Kali-bi	Aur	A. Pulford
Paget-Erkrankung der Tibia mit furchtbaren Schmerzen	Agar, Lach, Rhus-t, usw	Dros	M. T. Tyler
Paralysen	Acon	Sulph	E. A. Farrington

Syndrome; Indikationen	Angezeigte Mittel	Alternative Mittel	Quelle
Paralyse, Gesicht, nach Zangengeburt	Arn	Hyper	R. B. Bishamber Das
Paralyse, nach Erkältung	Rhus-t	Sulph	E. A. Farrington
Paralyse, infantil oder rheumatisch, durch unangemessenes Ausgesetztsein in Kälte und Feuchtigkeit	Rhus-t	Sulph	A. Pulford
Paralyse der Zunge	Andere Mittel unwirksam	Plb	R. B. Bishamber Das
Patient- „hilft ihm über den Berg"	Psor, Sulph	Morgan-G	M. G. Blackie
Pemphigus	Rhus-t	Ars	H. N. Guernsey
	Andere Mittel unwirksam	Gummi	J. R. Kippax
Pemphigus foliaceous	Andere Mittel unwirksam	Gummi	M. E. Douglas
Perikarditis, Komplikationen mit Rheumatismus oder Bright'scher Erkrankung	Colch	Colchicine 2x	S. K. Bose
Peritonitis	Bell	Atro-s	W. A. Dewey
Pharyngitis, akut mit Schluckbeschwerden	Merc	Hep	O. Hansen
Pharyngitis, akut, mit Schluckbeschwerden, Tonsillen nicht geschwollen, aber Rachen heiß und rot, starke Schmerzen beim Schlucken	Acon, Bell, Merc, Phyt	Jac	O. Leeser M. Stübler E. Krug
Phthisis, wenn der Fall nicht auf Dauer ausheilt	Psor, Sulph oder andere unwirksam	Tub	H. C. Allen
Phthisis, starkes Schwitzen	Sil	Calc-p	G. W. Carey

Syndrome; Indikationen	Angezeigte Mittel	Alternative Mittel	Quelle
Phthisis, Beginn, während Puerperium	Einige gut gewählte Mittel unwirksam	Helix-t	H. C. Allen
Pleura, Exsudation	Bry unwirksam	Seneg	A. Pulford
Pleuritis	Acon	Sabad	A. V. Lippe
	Gut gewählte Mittel unwirksam	Sulph	E. A. Farrington
	Acon, Bry	Abrot	M. Masood
Pleuritische Anfälle	Bry	Kali-c	C. E. Fisher
Pleuritis, nach Erguß	Canth	Apis	R. Hughes
Pleuritis, mit Pneumonie, schwerer Anfall	Bry zu tief und kräftig	Seneg	K. T. Kent
Pleuritis, wenn Gefühl von Druck im affizierten Teil verbleibt	Acon, Bry	Abrot	A. Pulford
Pleuropneumonie, um Reaktion hervorzurufen	Ant-t unwirksam	Ars, Symptome korrespondieren	E. B. Nash
Pleuropneumonie, nachdem Bry, Acon und Bell die schneidenden Schmerzen vollständig erleichtert haben – Druck in der Brust, reichlicher Auswurf, loser, festsitzender Schleim mit Rasseln in der Brust, kalten Schweißen und großer Schwäche	Ant-t	Seneg	C. Hering N. M. Choudhuri
Pneumonie	Hycs, Rhus-t	Lach	E. B. Nash
	Rhus-t	Phos	E. A. Farrington
	Bry	Chel	D. M. Borland
	Ant-t, Bry	Phos	R. B. Bishamber Das

Syndrome; Indikationen	Angezeigte Mittel	Alternative Mittel	Quelle
Pneumonie	Gut gewählte Mittel wenig wirksam	Ant-t	W. A. Dewey
Pneumonie, hoffnungslose Fälle, Patient kann die große Menge losen Schleims nicht abhusten, mit drohender Zyanose und Paralyse	Ant-t	Carb-v	E. B. Nash
Pneumonie, schwere Fälle von Bronchopneumonie, wenn gut gewählte Mittel unwirksam und Verdacht auf Wurmbefall besteht	Gut gewählte Mittel unwirksam	Cina	Fortier-Bernoville
Pneumonie oder Bronchopneumonie	Angezeigte Mittel unwirksam	Bac	L. Rousseau Fortier-Bernoville
Pneumonie, in Krankengeschichte	Angezeigte Mittel unwirksam	Pneum.	D. M. Foubister
Pneumonie, kruppös	Jod	Brom	K. Stauffer R. Hughes
Pneumonie, späte Auflösung, Infiltration	Sul-j	Stann-j	A. Stiegele
Pneumonie, linker oberer Lungenlappen mit ausgeprägter Krepitation und reichlichem Auswurf von schaumigem, rosa Schleim, gelber Auswurf, grünes Erbrechen	Lach, Lyc, Phos	Ferr-p	W. Boericke W. A. Dewey
Pneumonie oder Bronchopneumonie, besonders bei Kindern	Wenn angezeigte Mittel unwirksam	Tub-m	L. Rousseau Fortier-Bernoville
Pneumonie mit Schwäche	Sulph	Ant-t	M. Masood

Syndrome; Indikationen	Angezeigte Mittel	Alternative Mittel	Quelle
Pneumonie, alte, schlecht behandelte Fälle im dritten Stadium, stinkender Auswurf, kalter Atem, kalte Schweiße, möchte zugefächelt werden, Dyspnoe stark, Neigung zu Ohnmacht	Ant-t	Carb-v	A. Pulford
Pneumonie, sekundär nach Masern, Scharlach, Windpocken oder Typhoid oder begleitend bei Fällen von Phthisis	Phos	Lyc	R. Douglas
Pneumonie, Sequester	Sulph	Strept	Dr. Mitchell
Pneumonie, wenn Ip u. Ant-t den Auswurf nicht herausbefördern	Ip, Ant-t	Kali-c	W. A. Dewey
Polyurie	Nit-a	Vesic	R. B. Bishamber Das
Prolaps uteri, frisch, durch Verrenkung	Nux-v	Sep	A. Pulford
Prostata, Affektion in einem Fall	Thuj unwirksam	Apis	C. Hering
Prostataaffektionen	Puls	Bry	K. Stauffer
Prostatahypertrophie totale Harnverhaltung, schmerzhafter Krampf der Blase, wenn Operation unumgänglich scheint	Sabal	Mag-j, Mag-Salze	J. Mezger
Psoriasis, hartnäckige Fälle	Keine Reaktion auf Similimum	Gun-p	T. P. Chatterjee
Psorische Hemmung der vitalen Reaktion	Sulph	Psor	E. B. Nash
Purpura	Gut angezeigte Mittel unwirksam	Erig	M. E. Douglas

Syndrome; Indikationen	Angezeigte Mittel	Alternative Mittel	Quelle
Rachen, akut, mit allgemeinen Schmerzen – der Schmerz beginnt in der Brust und erstreckt sich in den Rachen	Puls	Phyt	M. G. Blackie
Rachen, brennend rechte Seite	Sulph	Caust	M. Masood
Rachenaffektionen mit dunkelroter Färbung des Rachens, Uvula und Tonsillen, ausgeprägte Schwäche und plötzliche scharfe Schmerzen	Bell	Amyg-a	N. M. Choudhuri
Rachenerkrankungen mit stinkendem Mundgeruch	Hep	Cham	J. T. Kent
Rachen, plötzlich akut mit kongestiertem Gesicht, depressiv, schmerzlos	Acon, Bell	Guaic	M. G. Blackie
Rachensymptome, wie auch der Drüsen	Bar-c	Bar-m	M. G. Blackie
Ranula	Ambr, Hydroph, Thuj	Calc	R. B. Bishamber Das
Respiratorische Erkrankungen, akut bei Kindern	Ip	Ant-t	A. L. Rousseau Fortier-Bernoville
Respiratorisches System, akute Kinderkrankheiten, wenn todernste Zustände aufkommen	Ars, Ant-t	Carb-v	A. L. Rousseau Fortier-Bernoville
Rheumatische Konstitutionen	Alle anderen	Bry	F. Cartier
Rheumatische Schmerzen in den Gelenken der Füße, schlimmer durch Bewegung	Bry, Kali-j	Ferr-p	W. Boericke W. A. Dewey
Rheumatische Zustände	Bry, Rhus-t	Phyt	D. M. Gibson S. K. Bose

Syndrome; Indikationen	Angezeigte Mittel	Alternative Mittel	Quelle
Rheumatismus	Rhus-t	Calc	S. Lilienthal A. Pulford
	Gut gewählte Mittel unwirk- sam	Med	R. B. Bishamber
	Einige Mittel un- wirksam	Ferr-p	H. Boyd
	Kali-bi, Nux-v Mez	Still	H. K. Dey
	Bry	Stell-m	R. Morrison
	Rhus-t, Tub	Lyc	P. Sankaran
Rheumatismus, akut rech- ter Fuß und Knöchel	Rhus-t, Bry	Chel	M. Masood
Rheumatismus, schlim- mer durch Bewegung	Bry	Cina	E. B. Nash
Rheumatismus, chronisch	Rhus-t	Rodo	Fortier-Bernoville
Rheumatismus, wenn Herz angegriffen ist	Mez	Lach	H. K. Dey
Rheumatismus der Muskeln des Rückens und der Schultern	Rhus-t	Calc	H. K. Dey L. A. Rousseau
Rheumatismus durch Arbeiten im Wasser	Rhus-t	Calc	W. A. Dewey
Rheumatismus, hartnäckige Fälle	Bry	Cina	E. B. Nash
Rheumatismus bei Menschen, die an der Küste leben	Angezeigte Mit- tel unwirksam	Nat-m	Fortier-Bernoville L. A. Rousseau
Rheumatismus, Neuralgie, Myelitis	Andere Mittel unwirksam	Med	Fortier-Bernoville L. A. Rousseau
Rheumatismus mit Zerschlagenheitsgefühl	Arn	Ham	E. B. Nash

Syndrome; Indikationen	Angezeigte Mittel	Alternative Mittel	Quelle
Rheumatismus, außer der Patient ist nicht zu empfindlich gegen kalte Nässe	Rhus-t	Med	H. Voisin
Rheumatismus, wandernde Schmerzen	Puls	Kalm	H. K. Dey
Rhinitis atrophicans	Merc	Hep	G. H. Quay H. George
Ruhelosigkeit der Gliedmaßen	Ars	Tarent-h	J. T. Kent
Schanker	Merc	Merc-j-f, Merc-pr-r	O. Leeser M. Stübler E. Krug
Schanker, weich, leicht blutende Geschwüre	Merc-Verbindungen unwirksam	Nit-ac	K. Stauffer
Scharlach	Bell	Sang	H. C. Allen
	Andere Mittel unwirksam	Kali-m	H. N. Guernsey
Scharlach und Albuminurie	Canth	Apis	H. C. Allen C. Hering
Scharlachausschlag, unterdrückt, innerliche Beschwerden	Acon, Bell, Bry	Apis	H. Buck
Scharlach, bösartig	Angezeigte Mittel unwirksam	Ech	J. Mezger
Scharlach, Fieber, seitdem nicht mehr richig gesund	Scar	Strept	D. M. Foubister
Scharlach, mit Schwellung der Parotis	Rhus-t	Ars	E. A. Farrington
Scharlach, unterdrückt	Zinc	Verat	A. Pulford
Scharlach, Wassersucht, spärlicher Urin bei einem Kind	Apis, Ars, Apoc, Dig unwirksam	Nat-m	D. M. Borland

Syndrome; Indikationen	Angezeigte Mittel	Alternative Mittel	Quelle
Schielen	Gels	Cycl	R. B. Bishamber Das
Schlaflosigkeit	Sep	Kali-c	K. Stauffer
	Coff	Op	R. B. Bishamber Das
Schlaganfall, Benommenheit	Op	Apis	E. A. Farrington
Schlagen und Töten unwiderstehlicher Drang, nach Ärger	Nux-v	Hep	J. P. Gallavardin
Schluckauf	Bell, Atro-s	Hyos, Op	K. Stauffer
	Bell	Hyos	W. Quilisch
	Atrop-s, Bell	Hyos	K. Stauffer
Schluckauf endet in Asthma	Gut gewählte Mittel	Carc	Jonathan Shore
Schmerzen, kolikartig *Abdomen* kalt bei Berührung, Blähungen, Geruch wie Sulfur	Kali-s	Mez	W. Boericke W. A. Dewey
Schmerz, wunder, in einem hoffnungslosen Fall von Krebs der *Beckenknochen*	Andere Mittel unwirksam	Euphor	J. H. Clarke N. M. Choudhuri
Schmerz, brennender	Ars	Kreos	M. Masood
Schmerzen, ziehend, in *Gliedmaßen*,schlimmer in Ruhe, kaltes, feuchtes, regnerisches Wetter und besser durch Bewegung, Laufen	Rhus wirkt nur kurzfristig oder gar nicht	Tub	J. T. Kent
Schmerz, brennend, in *Karbunkeln*, bösartige Geschwüre	Ars und bestens gewählte Mittel unwirksam	Anthr	H. C. Allen E. A. Farrington

Syndrome; Indikationen	Angezeigte Mittel	Alternative Mittel	Quelle
Schmerzen, chronisch, speziell in den *Knöchelgelenken* (besonders mit Ödemen)	Arn, Rhus-t, Ruta	Stront-c	E. A. Farrington O. Leeser M. Stübler E. Krug
Schmerzen, *Kopf*, grundlos, mit Schwindel	Keine Reaktion auf irgendein Mittel	Con	V. Ghegas
Schmerzen im *Kopf*, krank oder nervös	Andere Mittel unwirksam	Meli	S. K. Bose
Schmerzen im *Kopf*, und mentale Leiden durch Überarbeitung, mit dumpfem Schmerz in der Stirn, über den Augen	Puls	Sanic	M. L. Tyler
Schmerzen, *Kopf*	Glon	Melil	D. M. Borland
	Widersteht jeder Behandlung	Med	B. Squire
Schmerzen, *Kopf*, chronisch	Best gewählte Mittel nur palliativ	Tub	H. C. Allen
Schmerzen, *Kopf*, bei Schulmädchen	Calc-p	Nat-m	E. B. Nash
	Nat-m	Calc-p	E. B. Nash
Schmerzen, *Kopf*, syphilitisch, Hinterkopf	Kali-j	Plat	O. Hansen E. A. Farrington
Schmerzen, *Kopf*, klopfende Karotiden und rotes Gesicht, starrende, blutunterlaufene Augen	Andere Mittel unwirksam	Usn-b	B. F. Underwood
Schmerzen, *Leber*	Andere Mittel unwirksam	Card-m	M. Masood

Syndrome; Indikationen	Angezeigte Mittel	Alternative Mittel	Quelle
Schmerzen, furchtbare, in *Lumbalregion* bei einem Patienten, zieht die Oberschenkel herunter und über die Nieren, kleinste Bewegung verursacht unerträgliche Schmerzen	Bry	Ox-ac	N. M. Choudhuri
Schmerzen, *Magen*	Phos	Bism	R. Dockx
Schmerzen, *neuralgisch,* wie Blitze, schießend, reißend, schneidend und treiben ihn aus dem Bett, zwingen zu ständiger Bewegung, schlimmer durch Stehenbleiben, Berührung, Luftzug, Temperaturwechsel, nachts, Druck und Erschütterung	Spig	Mag-c	A. Pulford
Schmerzen, *neuralgisch*, rechts, Gesicht, scharf, schnell krampfend, blitzartig, empfindlich gegen Berührung, besser durch Wärme und Druck	Mehrere Mittel unwirksam	Mag-p	W. Boericke W. A. Dewey
Schmerzen, *neuralgisch Ziliarmuskel*, nach Augenoperation, besonders nach Exstirpation, Schmerzen strahlen und schießen nach unten, kaltes Gefühl und bes. Wundheit des Knochens, infraorbital, einschließlich Gesicht, kann das Gesicht nicht waschen, reichlich Tränen, schlimmer Wärme, schließt Kopf mit ein	Merc	Mez	A. Pulford
Schmerzen, *Nieren*	Ber	Pituit	S. K. Ghosh
	Carth	Arg-n	E. A. Farrington S. Lilienthal

Syndrome; Indikationen	Angezeigte Mittel	Alternative Mittel	Quelle
Schmerz in der Region der dritten *Rippe*	Pix-l	Anis-s	E. A. Farrington
Schmerzen im *Rücken*, mit mentaler Depression unwirksam	Andere Mittel unwirksam	Sars	M. L. Tyler N. M. Choudhuri
Schmerzen im *Rücken* nach Erschöpfung oder Verletzung	Alles unwirksam	Bry	M. G. Blackie
Schmerzen im *Rücken*	Widersteht allem	Variol	R. Dockx G. Kokelenberg
Schmerzen, Spasmen oder Krämpfe	Mag-p	Kali-s	E. V. D. G. Graf
Schmerzen, Wundheits- gefühl besser durch Bewegung	Rhus-t	Tub	J. T. Kent
Schmerzen, stark, in den *Zähnen*, Schmerz im Gesicht, mit ständiger Frostigkeit	Merc	Mez	T. F. Allen
Schniefen bei Kindern	Andere Mittel unwirksam	Med	S. R. Phatak
Schnupfen	Cham	Calc	W. I. Pirce H. N. Guernsey
Schnupfen, akut	Nux-v	Kali-j	W. H. Freeman
Schock, Schwäche, nach Schlag auf Kopf	Arn	Hell	E. A. Farrington A. C. Cowperth- waite
Schreibkrampf	Alle Mittel un- wirksam	Zinc-p	R. B. Bishamber Das
Schreien und Unruhe der Kinder nachts	Cham	Cina	J. Mezger
Schulmädchen	Puls	Calc	W. Boericke

Syndrome; Indikationen	Angezeigte Mittel	Alternative Mittel	Quelle
Schulmädchen, faul, kein Interesse am Lernen, besonders bei Schwäche in Mathematik	Andere Mittel unwirksam	Calc	J. Mezger
Schwäche, funktionell	Andere Mittel	Ferr-pic	A. C. Cowperthwaite
Schweißproduktion, fördernd	Ferr-p	Kali-s	B. N. Mitra
Schwellung, hart (groß wie Taubenei) unter dem Kinn	Andere Mittel unwirksam	Calc-f	W. Boericke W. A. Dewey
Schwindel, schlimmer beim Aufstehen aus dem Sitzen	Alle Mittel unwirksam	Kali-p	G. W. Carey
Schwindel, besonders bei alten Patienten	Cocc	Con	M. Dorcsi
Schwindel (Meniere)	Nat-s	Mag-c	R. B. Bishamber Das
Sciatica	Rhus-t (Modalitäten)	Indium	A. Dwight Smith
Seekrankheit	Cocc	Ant-t	S. Lilienthal
Sepsis, mit Brennen, schneller Kräfteverlust, schwindender Puls, Ohnmacht, Verhärtung der Gewebe	Ars, Lach	Anthr	N. M. Choudhuri
Septikämie	Pyrog versagt	Hep	L. A. Rousseau
Septikämie, puerperal oder nach Chirugie, von Leichengift oder Faulschlammgas, während Diphtherie, Typhoid oder Typhus	Alle anderen Mittel	Pyrog	A. Pulford

Syndrome; Indikationen	Angezeigte Mittel	Alternative Mittel	Quelle
Septische Entzündung mit schneller, tiefgreifender Entkräftung, Unruhe, Ohnmacht, furchtbarem Brennen	Ars	Anthr	N. K. Banerjee
Septischer Ursprung – Entkräftung schnell, tiefgreifend	Ars, Pyrog	Anthr	N. K. Banerjee
Septischer Zustand	Gut gewählte Mittel unwirksam	Pyrog	E. P. Anshutz H. C. Allen
Sexuelle Schwäche	Sel	Ang gefolgt von Chin, Lyc	N. K. Banerjee
Skirrhus des Steißbeins	Cic, Con, Lyc, Sep	Arg-m	C. Hering
Skrofulöse Erkrankungen von Knochenrachitis, Karies, Nekrose	Sulph, Calc, Lyc usw.	Ther	N. K. Banerjee
Skrofulöse Menschen	Calc	Nat-p	H. Boyd
Skrofulose	Best gewählte Mittel unwirksam	Ther	H. C. Allen M. Masood
Skrofulose, Karies der Knochen, Rachitis, skrofulöse Schwellung der Drüsen	Best gewählte Mittel unwirksam	Ther	H. C. Allen E. A. Farrington
Sonnenstich	Glon	Nat-c	R. Dockx G. Kokelenberg
	Apis, Bell, Gels	Op	J. Mezger
Spasmen, chronisch nach Gehirnerschütterung	Arn	Cic	E. B. Nash M. L. Tyler
Spasmen als Folge eines Sturzes oder Verletzung	Arn	Hep	A. Pulford
Spasmen, tetanisch	Bell	Mag-p	W. Boericke W. A. Dewey

Syndrome; Indikationen	Angezeigte Mittel	Alternative Mittel	Quelle
Spasmoide Affektionen	Cupr	Cupr-s	M. Masood
Spasmoide Affektionen der Augenlider	Mag-p	Calc-p	W. Boericke W. A. Dewey
Splanchnoptose	Nux-v	Stry-n	D. M. Borland
Steifer Nacken	Bry. Cimic, Rhus-t	Phyt	M. L. Tyler
Steifer Nacken, mit Schmerzen bei kleinster Bewegung	Bry. Rhus-t	Phyt	H. Boyd
Stimmen, hämmernd und dröhnend im Ohr	Kali-p	Mag-p	W. Boericke W. A. Dewey
Striktur des Rektum	Hydr	Ruta	R. B. Bishamber
Struma parenchymatosa	Andere Mittel unwirksam	Brom	K. Stauffer
Stuhl, unverdaut, Durchfall	Chin, Ferr	Olnd	R. Hughes
Sykose, Fälle zeigen große Antisykotika an	Thuj, Arg-n, Nat-s bringen keine völlige Heilung	Med	D. M. Gibson
Syphilitische Affektionen	Kali-j	Plat-m	W. Boericke
	Best gewählte Mittel unwirksam	Syph	A. B. Blackwood
Syphilitische Affektionen der Haut, Schleimhaut und Sinnesorgane	Merc	Nit-ac	O. Leeser M. Stübler E. Krug
Syphilitische Exostosen der Tibia und Schädel	Kali-j	Cory	K. Stauffer J. H. P. Frost
Syphilis, reine	Merc	Cinnb	J. P. H. Berjeau
Syphilis, sekundäre	Andere Mittel unwirksam	Still	N. M. Choudhuri J. H. P. Frost

Syndrome; Indikationen	Angezeigte Mittel	Alternative Mittel	Quelle
Syphilis, tertiär, bei skrofulösen Menschen	Gut angezeigte Mittel unwirksam	Calc, Sulph	J. P. H. Berjeau
Syphilis, tertiär, Osteitis, Periostitis	Merc	Nit-ac	J. P. H. Berjeau J. H. P. Frost
Syphilis, als Zwischenmittel	Merc-j	Nit-ac	K. Stauffer
Syphilitiker, alte	Gut gewählte	Syph	P. Sankaran
Tachykardie, Fälle mit schwankender Temperatur, wenn ein septischer Herd da ist	Andere Mittel unwirksam	Pyrog	D. M. Foubister
Tremor bei Alkoholikern	Nux-v	Agar	W. A. Dewey
Tuberkulose, als Zwischenmittel	Gut gewählte Mittel unwirksam	Tub	G. Royal
Tuberkulose und skrofulöse Diathese, Gewebe, die am häufigsten befallen werden	Ferr-p, Hep, Hydr Jod, Kreos, Phos, Puls, Stann unwirksam	Tub	G. Royal
Typhoid, um Folgen zu beseitigen, Diphtherie, chronische Malaria	Bestgewählte Mittel unwirksam	Pyrog	S. R. Phatak
Typhus	Andere Mittel unwirksam	Pyrog	O. Leeser M. Stübler E. Krug
Übelkeit, morgendliche	Ant-t,Ip	Verat	A. C. Cowperthwaite
Überempfindlichkeit	Alle Mittel unwirksam	Ph-ac	P. Schmidt
Überempfindlichkeit nach Medikamentenabusus	Mittel unwirksam	Teucr	P. Schmidt
Ulcus duodenalis	Arg-n, Ars, Nux-v	Ornith	Bonnerot Fortier-Bernoville

Syndrome; Indikationen	Angezeigte Mittel	Alternative Mittel	Quelle
Ulcus der Kornea, nach bläschenartiger Keratitis, auch eine sich schnell entwickelnde eitrige Infiltration	Viele Mittel unwirksam	Kali-m	G. W. Carey
Ulcus ventriculi	Bell	Atro	W. Quilisch
Ulzera	Sil	Calc-f, Fl-ac	M. Masood
Ulzera, Beine, langanhaltende Fälle	Hep, Sil	Pyrog	N. M. Choudhuri
Ulzera, bluten leicht	Merc-Verbindungen	Nit-ac	K. Stauffer
Ulzera, Haut, reaktionsträge	Angezeigte Mittel unwirksam	Mur-ac	K. Stauffer
Ulzera, Magen, Dünndarm	Orn th	Phos	M. L. Tyler
Ulzera, Nasenlöcher und fürchterlich stinkender Nasenausfluß	Sulph	Aur	J. T. Kent
Ulzera, skrofulös und in Höhlen unwirksam	Bac und andere gut angezeigte Mittel unwirksam	Insul	S. K. Ghosh
Ulzera, Speicheln nachts	Merc	Crot-h	A. Pulford
Urtikaria	Apis, Urt-u	Skook	A. Pulford
	Rhus-t	Bov	M. Masood
Urtikaria, Arzneimittelausschlag	Apis, Rhus-t u. a. unwirksam	Medu	J. Mezger
Urtikaria, chronisch	Wenn andere Mittel unwirksam	Astac	J. R. Kippax M. E. Douglas
	Andere Mittel unwirksam	Lyc	O. Leeser M. Stübler E. Krug

Syndrome; Indikationen	Angezeigte Mittel	Alternative Mittel	Quelle
Urtikaria, chronisch, Erysipel	Rhus-t	Bov	C. G. Raue
Uterine Beschwerden	Puls	Apis	T. P. Chatterje
Uterus, Schwäche, mit Melancholie, Müdigkeit, wie nach langer Anstrengung, alle Muskeln schmerzen	Helon	Pic-ac	E. A. Farrington A. Stiegele
Variozele, Zirkozele	Alle Mittel unwirksam	Ham	J. P. H. Bejeau J. H. P. Frost
Varizen, Blutung nicht zu stoppen	Ham	Mill	C. M. Conant
Varizen, Ulzeration	Andere Mittel unwirksam	Pyrog	J. H. Hunt N. M. Choudhuri
Veränderung der Symptome, ständige unwirksam	Psor, Sulph oder gut gewählte Mittel unwirksam	Tub	C. R. K. Menon
Verdauungsbeschwerden nach fettem Essen	Puls	Carb-v	E. B. Nash
Verletzung, jeder Folgezustand	Andere Mittel unwirksam	Arn	D. M. Foubister
Verletzung, *Gelenke*	Arn	Bry	A. Pulford S. R. Phatak J. T. Kent
Verletzung, *Kopf*	Arn	Nat-s	D. M. Foubister
Verletzung – *Kopf*wunden	Calend	Pyrog	M. G. Blackie
Verletzung des *Kopfes* besonders, wenn Konzentrationsverlust die Folge ist	Arn	Hell	E. Chapman
Verletzung, *Kopf*, wenn Patient dumpf und benebelt aussieht	Op / Arn	Hell / Op	M. G. Blackie / M. G. Blackie

Syndrome; Indikationen	Angezeigte Mittel	Alternative Mittel	Quelle
Verletzungen, Verstauchungen, chronisch, Knöchel	Arn Rhus-t, Ruta	Stront	N. M. Choudhuri
Verletzung, Verstauchung mit folgender Schwäche oder Steifheit, Schwäche und Steifheit bleiben	Rhus-t	Calc	A. Pulford
Verstopfung	Abführmittel und Emetika unwirksam	Tarent	A. Pulford
	Alum, Bry, Nux-v, Op	Bell	C. Hering
	Sulph	Psor	J. Mezger
	Plat	Plb	H. C. Allen
	Lyc	Nux-v, Plb	H. Bernard
Verstopfung, chronische	Nux-v, Sulph	Nat-m	H. Bernard
Verstopfung, hartnäckige	Nux-v	Plat	H. C. Allen
Verstopfung, hartnäckige, wenn Entleerung erst nach starker Anstrengung möglich ist, oft ist manuelle Hilfe nötig, besteht aus kleinen, harten, schwarzen Klumpen	Nux-v	Plat	H. Bernard
Verstopfung, idiopathisch	Hydr, Nux-v	Plb	H. Bernard
Verstopfung bei Kindern	Nux-v	Op	H. Bernard
Verstopfung, Kolik	Coloc	Nux-v	S. Lilienthal
Verstopfung, mit schlechtem Mundgeschmack, unregelmäßigem Appetit und Schmerz im Zahnfleisch	Merc	Staph	H. Bernard

Syndrome; Indikationen	Angezeigte Mittel	Alternative Mittel	Quelle
Verstopfungsneigung mit erfolglosem Drang oder harten Stühlen mit schwieriger Entleerung	Calc, Sulph	Lyc	H. Bernard
Verstopfung, Rektum scheint gelähmt, nach langer Anstrengung gleitet der teilweise heraus gedrückte Stuhl wieder zurück, Stuhl zerreißt Anus, Abgang schmerzhaft, zwingt zum Schreien, Patient frostig	Sil, Canth	Lac-d	A. Pulford
Verstopfung, während Schwangerschaft	Sep	Op	W. A. Dewey
	Nux-v	Plat	S. K. Bose
Verstopfung, schlimmer durch Abführmittel	Nux-v	Bry	H. Bernard
Verstopfung, durch sitzende Lebensweise und Darmträgheit	Chel, Nux-v, Op	Nuph, Bry	E. A. Farrington
Verstopfung, Stuhl rutscht vor Absatz ins Rektum zurück	Sil	Lac-d	M. Masood
Verstopfung, sehr schlimm und alarmierend – mit ständigem Herumwerfen und Angst, Unruhe, dreht sich von einer Seite zur anderen, reibt den Kopf am Kissen, kein Stuhldrang, Stuhl mit viel Blut, schmerzend, Tenesmus im Rektum und Kolik	Abführmittel und Einläufe unwirksam	Tarent-h	J. T. Kent
Verstopfung, durch sitzende Lebensweise und verbunden mit Gallenbeschwerden und Darmträgheit	Nux-v, Op	Bry	H. Bernard

Syndrome; Indikationen	Angezeigte Mittel	Alternative Mittel	Quelle
Verucca acuminata auf dem Penis	Thuj, Nit-ac	Rad-br	D. Melville
Warzen	Thuj	Cast	M. Masood
Warzen, klein, weich, umgeben vollständig die Päputialöffnung	Thuj	Sep	A. Pulford
Warzen, massenhaft	Thuj	Caust	E. P. Anshutz
Warzen, besonders _Hände_	Gut gewählte Mittel unwirksam	Cal-cal	E. P. Anshutz
Warzen, _Handfläche_, und Niednägel	Alles unwirksam	Nat-m	K. S. Bakshi
Warzen, _Handrücken_	Thu, Med erfolglos	Carc	R. Romer
Warzen und kondylom-artige Gewächse um den Penis herum	Thu	Sep	N. M. Choudhuri
Wassersucht	Andere Mittel erfolglos	Liat	A. Pulford
	Andere Mittel erfolglos	Elat	M. Masood
	Apis, Ars	Colch	H. C. Allen
	Apis, Apoc, Dig	Blat	S. K. Bose
	Dig erfolglos	Squil	S. R. Phatak
	Dig erfolglos	Squil	M. Masood
Wassersucht, kardiale	Dig	Stroph	R. Hughes
Würmer	Angezeigte Mittel	Sulph	H. C. Allen
Würmer-Bandwurm	Andere Metho-den erfolglos	Nat-s unwirk-sam	K. Stauffer A. Stiegele
Würmer, Beschwerden	Gut gewählte Mittel erfolglos	Art-c	K. Stauffer

Syndrome; Indikationen	Angezeigte Mittel	Alternative Mittel	Quelle
Würmer, Beschwerden, bei Kindern, die nicht gerne baden	Bestgewählte Mittel erfolglos	Sulph	A. Stiegele
Würmer, Darmparasiten	Alle Mittel erfolglos	Quass	K. Stauffer
Würmer-Fadenwurm	Cina, Sulph, Spig	Scirr	D. M. Foubister J. BinHoa
	Cina, Teucr	Scirr	H. M. Sadique
Würmer, kleine Kinder	Cina, Teucr	Carc	J. -L. Laloy
Würmer – verwurmt	Cina	Sil	H. N. Guernsey
Wurmbefall, Symptome	Cina	Sant	S. K. Bose
Wunden, Kopf	Calen	Pyrog	M. L. Tyler M. G. Blackie
Wunden, schlechte Heilung	Sil	Calc-s	B. N. Mitra
Wundheit	Arn	Mang	A. Pulford
Wundheitsgefühle	Arn, Hyper	Bellis	A. Rehman
Zahnungsbeschwerden	Cham	Bell	E. A. Farrington D. M. Gibson
Zahnungs- und Sommer-beschwerden bei Babys	Cham, Podo	Bell	N. M. Choudhuri
Zerebrale Kongestion bei Kindern	Bell	Glon	M. Masood
Zoster	Wenn andere Mittel unwirksam	Zinc-ph	J. R. Kippax M. E. Douglas

2. Die indizierten Mittel und ihre Alternativen in der Übersicht

Indiziertes Mittel	Alternatives Mittel	Autor
Acon	Sulph	R. F. Rabe
Aloe	Sulph	H. Farrington
Alum	Carc	D. M. Foubister
Ant-t	Art-a	J. Mezger, K. Stauffer
Ars	Tarent-h	S. R. Phatak
Ars	Carc	D. M. Foubister
Ars-j	Carc	D. M. Foubister
Aur	Still	N. M. Choudhuri
Bell-p	Carc	D. M. Foubister
Bry	Abrom-a	K. P. Muzamdar
Bry, Rhus-t	Phyt	N. K. Banerjee S. K. Bose
Bry, Rhus-t	Mur-ac	H. Farrington
Calc	Carc	D. M. Foubister
Calc	Calc-f	D. J. Masiello
Calc-p	Carc	D. M. Foubister
Canth	Equis	E. B. Nash
Carc	Follic	M. Assilem
Caust	Phos	A. Rehman
Chel	Lyc	C. E. Wheeler J. D. Kenyon
Cupr	Cupr-ox	Bonnerot, Fortier-Bernoville
Dys-co	Carc	D. M. Foubister

Indiziertes Mittel	Alternatives Mittel	Autor
Graph	Carc	D. M. Foubister
Hep, Sulph	Magn. fl	O. A. Julian
Infl	Oscill	A. Rehman
Jod, -verbindungen	Hed	J. Mezger
Just-ad	Just-r	W. Boericke
Lach	Carc	D. M. Foubister
Lyc	Chel	C. E. Wheeler J. D. Kenyon S. R. Phatak E. V. Vannier
Lyc	Syphilin	F. Woods
Mag-p	Calc-p	G. W. Carey
Med	Carc	D. M. Foubister
Merc	Still	N. M. Choudhuri
Merc	Merc-v	S. R. Phatak
Nat-m	Ign	A. Rehman
Nat-m	Carc	D. M. Foubister
Nat-s	Carc	D. M. Foubister
Nit-ac	Carc	D. M. Foubister
Op	Carc	D. M. Foubister
Petr	Ambr	M. Masood
Phos	Kali-p	C. M. Boger, M. Masood
Psychosomatisch gut ge- wählte Mittel versagen	Mittel auf Basis der Folge- geschichte	D. M. Foubister
Psor	Carc	D. M. Foubister
Psor, Sulph	Tub	A. Pulford
Puls	Kali-s	W. A. Dewey
Puls	Carc	D. M. Foubister

Indiziertes Mittel	Alternatives Mittel	Autor
Graph	Carc	D. M. Foubister
Quass	Aqu-n	O. Leeser
Rhod-can	Rhod	O. Leeser
Rhus-t	Rad-br	D. M. Gibson
Rhus-t	Tub	O. Leeser
Sec	Ergotin	H. Farrington
Sep	Carc	D. M. Foubister
Staph	Carc	D. M. Foubister
Sulph, Calc	Mag-c	J. Mezger
Sulph	Carc	D. M. Foubister
Sulph	Zinc	G. V. Keller
Sulph	Psor	W. A. Dewey A. Pulford O. Leeser M. L. Tyler
Sulph, Psor	Mag-m	M. G. Blackie
Sulph, Psor	Tub	A. Pulford
Sulph	Syph	P. Sankaran
Sulph	Nat-s	R. Livingston
Syph	Carc	D. M. Foubister
Syph	Phyt	J. Weir
Thuj	Still	N. M. Choudhuri
Tuberkuline	Carc	D. M. Foubister
Wenn man keine Wirkung durch andere Mittel erreicht	Tub	E. W. Hubbard H. C. Allen

3. Die Familiengeschichte und ihre indizierten Arzneimittel

Familiengeschichte	Arzneimittel
Abort	Carc *110*, Syph*30*
Alkoholverlangen, hereditär	Carc *100*, Syph *17*
Alkoholismus	Absin *52*, Asar *80*, Ethy *59*, Lach *80* Med *59*, Nux-v *59*, Psor *80*, Ran-b *52*,Sil *59*, Staph *78*, Sulph *80*, Sul-ac *80*, Syph *78*, *80*, Tub *80*
Allergien	Calc, Lyc, Sulph → *69*
Allergien, wie Heuschnupfen	Cupr-ars *27*, *72*, Tub *59*, *72*
Asthma, Ekzem	
Anämie, aplastisch oder hyperplastisch	Carc *35*
Anämie, perniziöse	Carc *45*, *94*, *35*
Angina pectoris und Herzanfälle	Med *56*
Antibabypille (Mütter nahmen sie vor der Empfängnis ein)	Follic *4*
Aorta, vordere, Läsionen	Aur, Bar-c, Merc, Syph → *115*
Arthritis	Calc -*59*
Arthritis, rheumatisch	Calc *35*, Med *72*, Tub *59*
Asthma	Bac *59*, Carc *45*, Lyc *50*, *33*, Med *30*, *47*, *72*, Merc *59*, Nat-s *71*, *69*, *64*, Psor *46*, *5*, Sulph *69*, Thyr *59*, Tub *64*
Asthma, Bronchitis in der Familie, Masern in persönlicher Geschichte	Bac, Morb → *59*

Familiengeschichte	Arzneimittel
Asthma, mit Diabetis in Geschichte	Nat-s 78
Asthma bei Kindern sykotischer Eltern	Med, Nat-s, Sil → 53
Asthma, Millar, Anfälle bei großen, schlanken Kindern tuberkulöser Eltern	Phos 2, 1
Asthma mit Tuberkulose in Familiengeschichte Dros	105
Asthma, schweres	Carc 110
Asthmatische Mütter, Durchfall bei gestillten Babys	Nat-s 78
Atopie	Calc, Lyc → 50, 33
Azoospermie (bei Kindern, in Familiengeschichte)	Syph 30
Blenorrhagie (Bindehautentzündung)	Med 115
Bronchitis, allergische Rhinitis	Bac 116, 109
Chronische Krankheiten, allgeme n	Carc 59, Foll 59, Thyr 47
Crusta lactae, Stuhl unverdaut, Durchfall bei marastischen Kindern von tuberkulösen Eltern	Olnd 7
Degenerative Erkrankungen	Carc 35
Diabetes	Carc 45, 94, Sacch 59, Thuj 59, 65 Tub 116, 109
Diabetes bei Patienten mit Asthma	Nat-s 78
Diabetes und Krebs zusammen	Carc 59, 45, Thuj 68

Familiengeschichte	Arzneimittel
Duodenale Ulzera	*Lyc 50, 33*
Eklampsie der Mutter	Thyr *59*
Ekzeme	Lyc *33*, Tub *72*
Ekzeme	Psor *-59*
Ekzeme, Hautaffektionen	Carc *59*, Lyc *50, 33*, Psor *46, 5*, Sulph, Thuj → *116, 109*
Epilepsie (Jacksonian) bei Kleinkindern mit Alkoholismus in Familienanamnese	Absin *74, 52*
Erbrechen, chronisch, herausschie-ßend, mit Durchfall bei Kindern, deren Mütter unter Schwangerschafts-toxämie oder allergischen Beschwerden gelitten haben.	Thyr *47*
Erkältung durch Kaltwerden, mit Tuberkulose in Familienanamnese	Tub *45*
Familienstammbaum; beginnt mit Hautkrankheiten und geht von dort aus auf den Atmungstrakt über, dann auf Knochen oder Gelenke und schließlich aufs Herz	Med *72*
Fettleibigkeit	Calc *50, 33*
Fibrome	Thuj *115*
Gastralgie, chronisch, mit Auftreibung des Abdomens, brennenden Schmerzen schlimmer rechts (manchmal beidseitig), mit brennendem Aufstoßen, schlimmer durch essen und besser durch Blähungsabgang – viele dieser lang andauernden Fälle, mit sykotischer Geschichte	*Med 73*

Familiengeschichte	Arzneimittel
Gaumenspalte und Hasenscharte (Vorbeugung, früh in der Schwangerschaft zu geben)	Calc, Lith → 59
Geburtsanomalien	Syph 59, Tub 72
Geburt gehirngeschädigter Kinder	Sep , Syph → 57, 85
Gicht	Calc, Lyc → 50, 33
Gichtige Eltern (Abmagerung der Kinder)	Abrot 59
Gonorrhoe	*Med 71, 59, Thuj 59*
Hauterkrankungen	Aur 59, Bac 59, *Sulph*, Zinc → 74, 52
Herzerkrankung, verursacht frühen Tod in Familienanamnese	Med 59, 84
Heuschnupfen	Carc 110
Hodgkin Erkrankung	Carc 35
Hyperthyreodismus, sogar in weit entfernter Familienanamnese	Mag-c 74
Hypertrophien	Thuj 115
Impfung, wiederholt erfolglos	Thuj 47
Impfung, Tollwut	Lyss 78
Inzest	Med 59, Staph 78
Inzest oder Blutsverwandtschaft der Vorfahren	Phos 57, 59
Irrsinn	Carc 35, Syph 30
Irrsinn mit Allergie in Familienanamnese	Tub 59

Familiengeschichte	Arzneimittel
Karzinom	Brom *14, 29*, Carc *71, 59, 78, 80*C und *49*, Foll, Med, Sacch → *59*.
Katarrh, urogenital, chronisch	Thuj *115*
Kinder mit Alkoholismus in Familienanamnese	Ethyl *52*, Absin *52*, Syph *52, 74*
Kinder von Eltern, die übermäßig Drogen oder Stimulantien zu sich nehmen	Caps *59*
Knochenschmerzen, schlimmer nachts	Syph *116, 109*
Krebs, mit eingezogenen Brustwarzen	*Carc -59*
Krebs, vererbt, bei Patienten mit eingezogenen Brustwarzen	Carc *-59*
Kropf mit Tb in Familienanamnese	*Dros 105*
Kummer der Mutter während der Schwangerschaft	Nat-m *57, 59*
Lasterhaftigkeit aufgrund schlechter Vererbung	Bufo *83*
Leberaffektionen	Lyc *27, 35*
Leberinsuffizienz	Lyc *115*
Leber, zum Schutz bei Ungeborenen, wenn Probleme bei früheren Geburten vorhanden waren (während der Schwangerschaft einsetzen)	Med *47, 27*
Leberzirrhose	Carc *35*
Lepra	Leprom *59*
Leukämie	Carc *45, 35*
Lithiasis, Galle oder Niere	Calc, *Lyc* → *50, 33*

Familiengeschichte	Arzneimittel
Lungenerkrankungen (aber nur bei Patienten, die Carc konstitutionell brauchen)	Carc-squ *46*
Lupus erythematosa	Carc *35*
Magengeschwüre	Carc *46*
Malaria	China, *Nat-m* → *78*
Malaria, Zustände bei Patienten, die mit Chinin-Medikamenten behandelt wurden	*China 78*
Malignizität	Carc *35*
Marihuana- oder Haschisch-verbraucher bei den Eltern	Cann-J *78*
Mentale Krankheiten, besonders bipolar	Carc *38*, Med *59*
Miasmatische Zustände, vermischt	X-ray *35*
Migräne	Lyc *50, 33*
Migräne bei den Eltern, Kinder leiden unter Bauchschmerzen	Coloc, Mag-p → *28*
Milch, Unverträglichkeit der Mutter-milch	Aeth *59*
Mißbrauch, Familie, Eltern	Anac *80*, Staph *78*
Mongoloide oder geistig behinderte Kinder	*Carc -59*
Pleuritis	Bac *109*
Prostatitis	Thuj *115*
Pseudohypertrophe Muskelatrophie	Carc *35*
Psora	*Sulph 59*

Familiengeschichte	Arzneimittel
Respiratorische Erkrankungen	Bac, Tub → *116, 109*
Rheumatismus	Thuj *59, 65*
Rheumatoide Arthritis	Tub *72*
Rheumatismus, Herz- oder Nieren-beschwerden bei Kindern von gich-tigen Eltern oder Großeltern	Colch *105*
Röntgenstrahlen, Mutter während der Schwangerschaft, besonders in den ersten Monaten	X-ray *35*
Röteln	Robell *59*
Sarkom	Carc *59*
Schizophrenie	Carc *35*
Schlaganfall	Aur, Bar-c, Merc, Syph → *115*
Schreck der Mutter in den letzten Tagen verursacht Konvulsionen im Neugeborenen	Gels *14, 29*
Selbstmorde	Carc *35*, Syph *30*
Selbstmordneigung mit Krebs in der Familie	Carc *59*
Sepsis	Lach, *Anthr,* Arn, *Ars, Crot-h, Tarent-c,* PY-ROG, Bell, *Hyper, Bothrops,* Vip, SYPH -*59*
Sexueller Mißbrauch oder Gewalt	Caust *78*
Skoliose	Tub *59, 72*
Spondylose	Carc *35*
Sterilität	Syph *30*
Sykose	*Med 73, 100,* Thuj *59*

Familiengeschichte	Arzneimittel
Sykose, exzessiver Medikamenten-verbrauch, wiederholte Impfungen	Bar-c, Graph, Gonoc, Med, Sil, Thuj → 115
Sykose – Marasmus bei Kindern	Med 53
Syphilis	Aur, Bar-c, Calc-f → 59, Carc 59, 94, Fl-ac 115, Kali-j 14, Merc 115, Nat-s 71, Nit-ac 115, Phyt 78, Sulph 80, Syph 59, 116, Thuj 1
Syphilis	Calc, Calc-fl, Kali-hydrjodium → 59
Syphilis, hereditär, Marasmus bei Kindern	Sars 53, 7
Syphilis bei Herzerkrankungen	Fl-ac -59
Syphilis, tertiäre	Tub 73
Syphilis mit Zittern	SYPH, Aur, Gels → 59
Tabakrauchen, exzessiv bei Herzpatienten	Nux-v, Phos, Calad → 69
Tabes (Auszehrung)	Carc 59
Teetrinken, exzessiv	Thuj, Verat → 69
Thalassämie	Carc 35
Thrombose, koronar	Thuj 14
Tollwutimpfung	Lyss 78
Tod durch Herzinfarkte	Med 56
Tod durch Schlaganfall oder Herzinfarkt	Syph 59
Tod, vorgeburtlich	Syph 30
Toxämie der Mutter, Entwicklung gehemmt und zahlreiche Beschwerden bei Kleinkindern	Thyr 47, Pyrog 66, 45

Familiengeschichte	Arzneimittel
Tuberkulinischer Hintergrund bei Kindern, die verfallen, mager, dünn, dunkel, gereizt, erschöpft sind	Mag-c 57, 85
Tuberkulinischer Hintergrund bei einem Patienten, der abmagert, egal wie viel er auch ißt	Jod 36
Tuberkulose	Acet-ac 53, Ars-j, *Bac* → 59, Carc 59, 94, 35, 75, Dros 37, Kali-c 53, Mag-c 53, 59, Phos 78, Senec 74, 52, Seneg 7, Spong 59, Sulph 53, Ther -37, Thuj 59, *Tub* 53, 71, *Tuberkuline* 59 , Antipsorische Mittel 53.
Tuberkulose	Calc -59
Tuberkulose – Abmagerung bei Kindern	Mag-c 53
Tuberkulose (Arthritis, Rheumatismus)	Dros37
Tuberkulose der Drüsen oder Knochen	Dros, Tub →116, 109
Tuberkulose, fibrinöse	Bar-c, Calc-p, Jod, Nat-m, Sil, Sul-j → 115
Tuberkulose – frostige Patienten	Bac 87
Tuberkulose (Gelenkschmerzen bei Kindern)	Phos 56
Tuberkulose – heiße Patienten	Tub 87
Tuberkulose, hereditär, bei Krebspatienten, die unter Hämorrhagien leiden und einen Nervenschock und vererbte Tuberkulinie in der Geschichte haben.	Crot-h -59
Tuberkulose (bei Leukodermatikern)	Ars -j 116, 109
Tuberkulose bei Patienten mit Lungeninfektionen, Pneumonie	Tub 78

Familiengeschichte	Arzneimittel
Tuberkulose (Narbengewebe)	Dros *97, 61*
Ulzera, Disposition	Carc *46*
Urämie	*Lyc 50, 33*
Urtika, chronisch	Lyc *50, 33*
Warzen mit Tuberkulose und Mal g-nizität in Familienanamnese	Carc, Caust → *45*

Eine Kombination von Karzinom, Leukämie, Tuberkulose und Diabetis in der Familiengeschichte weist außerdem auf die Möglichkeit von Carc hin – *45.*

4. Eigenanamnese und indizierte Arzneimittel

Eigenanamnese	Mittel
Abdominale Erkrankungen	Thuj 65
Abort	Pyrog -59, Sec 83, Syph 99 (andere miasmatische Zwischenmittel)
Abort, ohne organische Pathologie	Pyrog 59
Abort, wiederholt, unklare Genese	Thyr 59
Abwesenheit von Kinderkrankheiten (Impfung?) oder zu spätes Auftreten	Carc 46, 57
Abszesse in Folge	Syph 59
Abszesse, dental, Verdauungsstörungen	Hep 59
Ärger, unterdrückt	*Staph 116, 109*
Akne	Calc -s 59
Akut wiederkehrende Beschwerden	Sulph 71
Albuminurie	Syc-co 59
Alkoholbrennerei, Arbeiter in	Carb-s 59
Alkoholismus, mit Epilepsie in der Kindheit	Calc – 59
Alpträume, Träume vom Fallen, Verfolgung oder Aufschrecken im Schlaf (bei älteren Kindern)	Thuj *116, 109*
Anämie (Arthritis)	Calc-p *97, 61*
Anaesthesie durch Chloroform	Chlor, Dys-co, Phos → 59

Eigenanamnese	Mittel
Anale Reizungen	Nit-ac *59*
Analfissuren bei Kindern	Nat-m *56*
Angst, lang anhaltend	Carc *59*
Anorexie bei Kleinkindern	Lyc *50, 33*
Antibabypille	Arist *4, Follic 59, 4,* Thuj *28*
Antibiotika	Lach *95,* Myrist *95, Nux-v 59,* Puls *59, Sulph 59, 95,* Thuj *95*
Appetitverlust im Säuglingsalter	Lyc *33*
Arthritis	Med *5, 56,* Thuj *5*
Arthritis in der Gechichte von Kindern	Med *56*
Assimilationsmangel seit Kindheit	Carc *72*
Asthma	Thyr *59,* Med *56*
Asthma, feucht	Thuj *43*
Asthma in der Geschichte von Kindern	Med *56*
Asthma, Gonorrhoe in Anamnese	*Puls, Sil,* THUJ → *1*
Asthma bei Kindern mit unterdrückten Ausschlägen an Stellen, an denen das Kind schwitzt, oft Hinterkopf, viel Eiterbildung, und destruktiver Natur, Haare fallen an der Stelle aus	Calc *72*
Asthma (bei Leukodermatikern)	Bac *116, 109*
Asthma, mit Lungeninfektionen in persönlicher Geschichte	Tub *59*

Eigenanamnese	Mittel
Asthma, schwere Depression in Geschichte	Nat-s 78
Asthma, wiederholte Anfälle	Hep 87
Atomkraftwerk, Arbeiter in	Radm-br, Uran-n → 59
Aufmerksamkeit, Mangel an, väterlicherseits, Eltern, durch Ankunft Neugeborenes oder arbeitende Eltern	Magnesisas 59
Aufmerksamkeit, mangelnde, in Kindheit	*Bary-m 21*
Aufmerksamkeit, mangelnde, in früher Kindheit, besonders durch die Mutter	Sachh 59
Aufsässigkeit und Wildheit in Kindheit	Hydr 59
Batteriefabrik, Arbeiter in	Cadm-s, Zinc → 59
B.C.G. Impfung, verursacht lange lokale Reaktion	Tub 59
Becken, entzündliche Erkrankungen oder Chlamydien	Thuj 59
Becken, entzündliche Erkrankungen in Kindheit	Med 84
Beherrscht, wird von anderen, lange Geschichte, bei Kindern	*Anac 80, Carc 100, 80*, Foll 59, *100, Lyc 92, 100*, Med *80*, Nat-m *80*, Sep *37, 100*, Sil *80, Staph 80*, Thuj *80*
Beherrscht von den Eltern oder übertriebene Kontrolle in der Kindheit	Carc *46, 57, 37*
Beziehungen, extrem stürmisch, enttäuschte Leidenschaft oder Ausbrüche	Plat *78*

Eigenanamnese	Mittel
Biliäre Dyskinesie, Frauen während der Menopause	Prot 60
Biliöse Anfälle, besonders Migräne, während Menopause	Morg -G 59
Bleivergiftung	Plb 27
Blitzschlag	Phos 57
Blutung, aus der Nase, subakute Geschichte	Ferr-p 37
Blutung, in medizinischer Ge-schichte (Venenentzündung)	Lach 37
Blutvergiftung, Prodromalsymptom	Pyrog 59
Bronchitis	Lyc 53, Phos 72
Bronchitis oder Aphonie, wieder-holte Anfälle bei großen, schlanken Patienten	Phos 43
Bronchitis, Krupp, Keuchhusten, Pleuritis oder Bronchopneumonie in Kindheit, wiederholte Anfälle in Kindheitsgeschichte	Tub 56
Bronchitis, wiederholt	Carc 94
Bronchitis, wiederholt in der Kindheit	Carc 46, 57, Tub 72
Bronchopneumonie	Morg 94
Bronchopneumonie (besonders bei Kindern)	Gaer, Prot → 59
Brustbeschwerden, seitdem nie mehr richtig gesund	Sulph 83
Brustinfektionen	Hell59, Med, Tub → 17, 15

Eigenanamnese	Mittel
Brutkasten, war in	Nat-m *21*
Cashewnußfabrik, Arbeiter in	Anac *59*
Chiningebrauch, übermäßiger	Nat-m *59*
Chloroformanästhesie oder Patienten wurden unter dieser Narkose geboren	Chlorof *27*
Chronisch wiederkehrende Beschwerden	Psor *71*
Degenerative oder multiple Infektionen	Carc *59*
Depression, schwer, bei Patienten mit Asthma	Nat-s *78*
Dermatitis, kürzlich oder früher, mit starkem Juckreiz und brennendem Gefühl, schlimmer durch Bettwärme oder Wasserkontakt	Sulph *50, 33*
Diabetes, mit Allergie in Vorgeschichte	Thyr *47*
Diarrhoe, akute Anfälle	Sep *116*
Diarrhoe, Anfälle schmerzhaft, andauernd, bei alten Dyspeptikern	Nit-ac *87*
Diarrhoe, chronisch, quälend	Arg-n *115*
Diarrhoe, starke, während Zahnung	Kreos *59*
Diarrhoe, wechselt mit Verstopfung bei Verdauungsbeschwerden	Aur *116*
Diarrhoe, wiederholte Anfälle in Kindheit	Tub *59, 72*
Diktatorische Eltern, sehr strenge Erziehung	Thyr *37*

Eigenanamnese	Mittel
Diphtherie, seitdem nie richtig ge-sund	Diph, Lac-c → 59
Diphtherie, wiederholte Anfälle	Carc 35
Diskriminierung zwischen den Kin-den durch Eltern	Carc 59
Disziplin, harte, Unterdrückung	Carc 59
Divertikulitis, schwere	Bar-c, Pyrog → 87
Druckerei, Arbeiter in	Plb 59
Drüsenbeschwerden in Kindheit	Tub 57, 85
Duodenalulcus	Morg-G, Tub → 59
Dysenterie	Nux-c 59, Nit-ac 116, 87
Dysenterie, Amöben	Dys-co, Merc, Merc-c → 91
Dysenterie, mit Schleim und Blut bei Leukodermpatienten	Merc 116, 109
Dyspeptische Beschwerden	Lyc 50, 33
Ekzeme	Psor -59
Ekzeme und andere Hauterkrankun-gen mit Hautfeuchtigkeit und ver-schiedenen Beschwerden, mit Ge-schichte von Hauterkrankungen, die für eine Graphitesverschreibung spezifisch sind	Graph 7
Ekzeme in früher Kindheit, viel Juck-reiz, blutet leicht beim Kratzen	Lyc 50, 33
Elektrischer Schlag	Morph 59, Phos 57
Entkräftung, Steifigkeit, Lähmungen (wenn die Pathologie stark ist), langsam fortschreitend.	Caust 78

Eigenanamnese	Mittel
Entsäuerungsmedikamente, Einnahme von	Nat-c 59
Entzündliche Krankheiten, wiederholt akut, in früher Kindheit, Krebs in Familiengeschichte	Carc 59, 35
Entzündung, Becken, latent (Fieber während der Menstruation)	Pyrog 59
Entzündung Penis, viele Anfälle, rote oder dunkelrote Farbe während Affektion in der Kindheitsgeschichte	Sulph 56
Erbrechen, kaffeesatzartiges, bei Verdacht auf Magengeschwür	Brom 59
Erbrechen, saures	Lyc 50, 33
Erkältung, häufig	Bac -59
Erkältung, häufig wiederkehrend	Calc 46, 57, 59, Carc 46, Sil, Tub → 59
Fehlgeburt	Alet, Caul, Sabin, Sep → 80
Fehlgeburt, gewöhnlich im dritten Monat bei sykotischen Frauen	Thuj 14, 29
Fehlgeburt, mehrere oder körperlich, geistig behinderte Babys oder Totgeburten	Sep, Syph → 57, 85
Fehlgeburt, seitdem nie gesund	Pyrog, Sec, Sulph →59
Fehlgeburt, wiederholt	Helon 43
Feindseligkeit, unterdrückte	Staph 116, 109
Fettes Kind, Mangelernährung oder Verhungern in Kindheitsgeschichte	Phos 56
Fibrom	Thuj 65
Fieber, akut, in jungen Jahren	Carc 59

84

Eigenanamnese	Mittel
Fieber, Drüsen-	Carc *48, 74, 59, 45*, Foll *59*
Fieber, hartnäckig	Op *48*
Fieber, hoch und häufig	Carc *113*
Fieber, Kindheit, über 40°	Carc *59*
Fieber, lang andauernd	Sel *85*
Fieberlosigkeit, Kindheit, mit Malignizität in Familiengeschichte, wenn es auch anderweitig angezeigt ist.	Carc *59*
Fieber, plötzlich, hoch	Bell *59*
Fieber, rheumatisch	Strept *92*
Fiessinger-Leroy-Reiter Syndrom	*Med 50, 33*
Filarien (Leukodermatiker)	Hydr *116, 109*
Fisteln und Geschwüre schließen sich, seitdem Beschwerden	Kali-c *53*
Fleischige, robuste Personen, magern plötzlich ab	Samb *83*
Flüssigkeit in den Lungen bei der Geburt	Tub *72*
Fordernde Partner	Carc *37*
Frauen, alt, dünn, verwelkt, die viele Kinder hatten	Sec *14, 29*
Frustration in früher Kindheit	*Sacch 59*
Furcht, lang anhaltende	Carc *59*
Furunkulose	Staphyl *59*
Fußschweiß, unterdrückt, seitdem Beschwerden	Sil *87*

Eigenanamnese	Mittel
Gallenblasenerkrankungen	*Lyc 65*, Med *59*
Gallensteine, oder seitdem nie gesund	Kali-c, Lyc → *59*
Gastrointestinaltrakt, Affektionen, wie Amöben- oder Bakteriendysenterie, Gastroenteritis, Typhus, behandelt mit Chemotherapeutika und Antibiotika bei Leukodermatikern	*Bac, Chel, Nux-v, Phos* → *109* oder Konstitutionsmittel wie: Calc, Calc-p, Kali-s, Nat-s → *109*
Geburt, um das Leben der Frauen zu sichern, die ohne Ursache ein totes Kind gebären, zwei Monate vor dem Termin verabreichen	Cimic *31, 27*
Geburt, Früh-, Fehlgeburt	Cimic, Thuj → *59*
Geburt, Früh-, Funktionsstörung oder Komplikationen nach der Geburt durch Uterusatonie (Nachgeburtsverhaltung, Subinvolution, nachgeburtl. Blutungen usw), nie mehr richtig gesund danach	Caul *59*
Geburt, schwach nach der	Kali-p *14*
Geburt, Schwer-	Arg-n *37*
Geburt, verzögert; Frauen, die unter unerträglichsten Schmerzen während der Entbindung litten	Sulph *53*
Geburt, Zange, Schielen bleibt nach akutem Hydrocephalus mit bilateraler Lähmung des 6. Gehirnnervens und bilateralen Papillenödemen zurück	Arn gefolgt von Caust *59*
Geburt, Zange, Verletzungen, mit schmerzhaftem Gefühl und Wundheit im Becken	*Arn -59*

Eigenanamnese	Mittel
Geburt, Zange, Verletzungen, mit Wundheit oder Schwellungen in den Brüsten	Bell -59
Geburten, von zu vielen Kindern, Frauen, die unter nervösen Beschwerden leiden, besonders Manie	Verat 34, 20
Geburten, zu viele	Phos -59
Geburten, zu viele, bei Frauen, die unter Krampfadern und Krampfadergeschwüren leiden	Fl-ac 14
Geburtsanomalien, Urogenitaltrakt, in Kindheitsgeschichte	Lyc 56
Geburtstrauma, instrumentale Geburt, schwere oder langsame Geburt, oder spätere Schwierigkeiten bei der Aufnahme fester Bestandteile	Arn, Carc, Cic, Hell, Hyper → 59, Nat-m 15, 17, Nat-s 59
Gelbfieber	Gelbfieber-Vakzine 59
Gelbsucht, mit harter, gespannter Leberregion, bei Verdauungsstörungen	Hydr 116
Gelbsucht, Neugeborene, Spannung in Leberregion und viel Blähungen, in Kindheitsgeschichte	Lyc 56
Gehirn, vaskuläre Läsionen in	Bar-c -59
Gehirnerschütterung, schwere	Arn, Hell → 59
Genitalien, spielt in Kindheit damit	Bry, Bufo, Canth, Hyos, Stram → 53
Genitalinfektionen bei Frauen, die schon häufig darunter litten, oder die sykotische Läsionen an den Genitalien oder Brüsten zeigen (Fibrome, Myome, Polypen, Ovarialzysten usw.)	Thuj 28

Eigenanamnese	Mittel
Geschwister, ältere, die den Patienten unterdrücken oder demütigen	Staph 78
Gesichtstics	Lyc 50, 33
Gewalttätigkeit in der Familie	Caust 78
Gewichtsverlust, sehr schnell	Nat-ars 116
Gewichtsverlust, stetig, mit gutem Appetit	Psor 116
Gewohnheiten, betäubende, mit langjährigem gewohnheitsmäßigem Biergenuß	Aloe 13
Gicht und rheumatische Beschwerden	Lyc 65, Med 59
Gonorrhoe	Med 53, 78, 87, Nat-s 78, Phyt 59, Thuj 53, 65, 87
Gonorrhoe bei Patienten mit Arthritis, Rheumatismus	Med, Thuj → 78
Gonorrhoe (in Fällen von sexuellen Problemen)	Agn 17, 37
Gonorrhoe (in Fällen mit Vergrößerung der Prostata)	Med, Thuj → 80
Gonorrhoe, unterdrückt (bei Patienten mit Asthma)	Med, Nat-s, Puls, Sil, Thuj → 1
Gonorrhoe, wiederholt	Agn 17, 83
Grippe, Influenza	Infl, Sulph → 59
Grippe, Influenza (bei Patienten mit Herzasthma)	Adon 2, 1
Grippe, seitdem nie mehr gesund	Gels 83

Eigenanamnese	Mittel
Grippe, wiederholt, und Nebenhöhleninfektionen, häufige Verschreibung von Antibiotika	Scut 59
Gynäkologische Beschwerden, besonders bei Herzpatientinnen	Lil-t 59
Haare, lange, viele bei Geburt, auf dem Rücken und dem Kopf der Kinder	Tub 84
Hämorrhagien, Blutungen	Ip 43, Millef, Lach → 53
Harngrieß	Berb, Calc-r, Epig, Sars → 71
Hautaffektionen, z. B. Ekzeme mit Juckreiz, schlimmer in Bettwärme oder anderen Charakteristika von Sulph	Sulph 17, 13
Hautausschläge	Graph 116, 37, Sulph 59, 72
Hautausschläge	Sulph 59
Hautausschlag, benötigt Mez	Mez 53
Hautausschlag, schuppig	Thuj 43
Hautausschlag, unterdrückt	Kali-s, Mez → 53, Sulph 37
Hautausschlag, unterdrückt (bei Asthmatikern)	Psor 1
Hautausschlag, unterdrückt, bei Kindern	Kali-c 53, Sulph 56
Hautausschlag, unterdrückt, in Kindheitsgeschichte	Sulph 56
Hautbeschwerden bei Leukodermatikern	Bac 116, 109, Psor 59
Hautbeschwerden mit Sulph-Modalitäten	Sulph 108, 103

Eigenanamnese	Mittel
Haut, Juckreiz	Sulph 87
Hepatitis, besonders bei kleinen Kindern	Carc 37
Hepatitis (bei Patienten, die unfähig zu geistiger Arbeit sind)	Ptel 37
Hernia inguinalis, rechts	Lyc 72
Herzschwäche, blaue, kalte Haut, und laryngealer Krampf bei Keuchhusten, bei schwächlichen Kindern	Laur 53
Heuschnupfen	Psor 59
Heuschnupfen in der Kindheit	Carc 110
Homosexueller, der einige unterdrückte syphilitische oder gonorrhoesche Infektionen hatte und als Sekundärfolgen Warzen, Kondylome, Drüsenschwellungen und Verhärtungen ausgebildet hat, besonders wenn begleitet durch gelegentliche Depressionen	Aur-m 59
Husten, schleppt sich lange dahin	Carc 37
Hypo- oder Amenorrhoe, mit tuberkulinischer Geschichte	Senec 74, 52
Impfung	Thuj 53, 59
Impfung, nicht angegangene	Thuj 78
Impfung, gegen Pocken, wiederholt	Thuj 78
Impfung, auch wiederholte	Ant-c 59, Carc 66, 45, Leprominium 59, Maland 36, Sil 59, Sulph 59, Thuj 17
Impfung, Mehrfach-	Carc 59
Impfung, gegen Tollwut	Lyss 78

Eigenanamnese	Mittel
Infektionen, akute, ungewöhnlich viele in Kindheit	*Carc 59*
Infektionen der oberen Luftwege, häufig, verstopfte Nase und Magen-schmerzen, seit einer Mononu-kleose-Infektion in Kindheitsge-schichte	Lyc 56
Infektionskrankheiten	Pyrog 78
Infektionskrankheiten, lange Serie, emotionale Enttäuschungen, gei-stige Überanstrengung oder sexu-elle Exzesse	Kali-p 28
Inokulation	Med 59, Thuj *116, 109*
Instrumentelle Geburt, seitdem Beschwerden	Arn, Hyper → 59
Inzest	Med 59, Staph, Stram → 78
Kämpfe, häufige, oder Geschichte von vielen angefangenen Kämpfen	Anac 78
Katarrhale Zustände, die sich bei Pneumonie die Brust herunterstre‹-ken	Puls59
Katarrh, chronischer	Kali bi *116*
Katarrh bei dicken, blonden, fleischigen, hellhäutigen Personen mit syphilitischer oder skrofulöser Geschichte	Kali-bi *83*
Katarrh, schwerer	Cist 87
Keuchhusten	Carc *94, 37,* Coc-c, *Dros,* Kali-c, Pert → 87
Keuchhusten, sehr früh, Krebs in Familiengeschichte	Carc *59*

Eigenanamnese	Mittel
Keuchhusten, schwer und lang andauernd, oder häufig	Carc 66, 45
Kinderkrankheiten, wie Keuchhusten, sehr früh und schwer, oder Kinderkrankheiten nach der Pubertät oder im Erwachsenenalter	Carc 50, 45, 37
Kindheit, freudlose	Carc 59
Kindheit, plötzliches, unberechenbares Verhalten	Ferr und seine Salze 59, 21
Kindheit, schlechte	Psor 37
Kindheit, Vernachlässigung	Thuj 78
Knochenschmerzen, schlimmer nachts, Speichelfluß im Schlaf	Syph 116, 109
Kleinkinder, Mutter litt während Schwangerschaft an akuter Infektion	Pyrog 66, 45
Kleinkinder, die übermäßig mit Milch und Zucker gefüttert wurden	Nat-p 83
Klimakterium, seitdem Beschwerden	Lach 83
Körperflüssigkeiten, Verlust von	Carc 59, Chin 57, Ferr 59 Ph-ac 59
Kolik, abdominal, mit heftigen Anfällen, die zum Zusammenkrümmen zwingen	Plb 116
Kolitis mit Depression, nach Mumps	Morg-b, Puls → 59
Komplexe Fallgeschichten bei Erwachsenen, besonders nach Cortisonbehandlung	Carc, Follic → 59

Eigenanamnese	Mittel
Komplexe medizinische Geschichte bei Frauen, die mit vielen Medikamenten behandelt wurden; Antibiotika, Kortikoide	Thuj *28*
Kondylome	Thuja *59, 65*
Kongestion der Lungen, wiederholt	Prot *60*
Konstitution schwach, wie bei Krankgeborenen, zu schlank und zu schnell gewachsen	Phos *53*
Kontakt, Mangel an körperlichem durch die Mutter in früher Kindheit	Sacch *59*
Kontrazeptiva, orale, bei Frauen	Thuj *28*
Kontrolle, übermäßige, in der Geschichte, durch Angst oder übermäßiges Pflichtgefühl	Carc *59*
Kopfschmerzen, chronisch, seit schwerer Krankheit	Sil *83*
Kopfverletzung	*Arn*, Carc, *Cic,* Hyper, *Hell*, Nat-m, Nat-s, Zinc → *78*
Kopfverletzung vor langer Zeit	*Hell 59*
Korpulenz	Calc *43*
Krämpfe, schwere, im Abdomen, mit Krämpfen in den Waden und großer Unruhe	Coloc, Dios → *59*
Krampfadern, Entzündung, schmerzhaft, Verletzung in Geschichte	Vip gefolgt von Ham → *59*
Krankheit, chronisch	Carc, Foll → *59*

Eigenanamnese	Mittel
Krankheit, schwere, am Anfang der Beschwerden besonders bei Verdauungsstörungen	Chin 59
Krankheit, schwere, am Beginn des Lebens	Carc 46, 57
Krankheiten, viele, Probleme, Leiden	Prot 37
Krebs	Carc 93, 80
Krebs, Brust	Con 78, 80
Kropf, Exophthalmus	Dros 37
Kropf, hart, früher mit Jod behandelt	Hep, Spong → 101
Kropf, Tuberkulose in Familienanamnese	Dros 13
Kummer	Carc 59, Ign 17, Nat-m 78
Kummer der Mutter während der Schwangerschaft	Nat-m 57, 59
Kummer, wiederholt, mehrfach, über Jahre	*Caust, Staph* →78
Laster, geheime	Ph-ac 43
Launenhaftigkeit, von Kindheit an bis 18 Jahre	Asaf, Ign, Mosch, Valer → 53
Laufenlernen, langsam, mit reichlich Schweißen großer Kopf mit offenen Fontanellen, dickbäuchig, verzögerte Zahnung	Calc 43
Leberbeschwerden	Lyc 65, 27
Leiden, lang andauernd	Carc 110

Eigenanamnese	Mittel
Leprapatienten, längerer Kontakt mit ihnen	Leprom *59*
Lernen, sehr gründlich	Ph-ac *43*
Leukorrhoe, Unterdrückung, hartnäckig, bei präkarzinotischen Zuständen der Zervix	X-ray *35*
Liebe, erste Liebe sehr spät	Bar-c *37*
Liebe, von Mutter, Mangel in Kindheit	Sacch *59*
Lobektomie, rechter oberer Lungenflügel, Bronchieekktasien	Lyc *59*
Lungen, wiederholte Kongestionen	Prot *60*
Lupus	Hydro *116, 109*
Männer, die in jungen Jahren nur wirtschaftliche Ziele verfolgten	Aur *65*
Magen, empfindlich, jede Krankheit geht mit Magenschmerzen einher	Lyc *72*
Magengeschwüre	Staph*78*
Malaria	Chin, Chin-a → *59*, *Nat-m* − *78, 87*
Malaria, bei Patienten mit chronischer Arthritis	Malar *59*
Mandelentzündung	Bar-c *59*
Mangel an Brustnahrung	Magnesias *59*
Masern im Alter, mit Furunkeln im äußeren Gehörgang	Morb *105*
Masern, wiederholt	Carc*35*

Eigenanamnese	Mittel
Masern in Eigenanamnese und Asthma, Bronchitis in Familien- anamnese	Bac, Morb → 59
Masern, seitdem nie mehr gesund	Carb-v, *Morb, Puls* →59 Carc *117*
Mastoidektomie	Bac *59*
Masturbation	Agn *28*, Ph-ac *87*
Medikamentiert mit Chinin, seitdem krank	Nat-m *59*
Medikamente, starke Reaktion auf	Carc *59*
Medikamente, übermäßiger Ge- brauch	*Lach 57, Nux-v 57, 59, Puls 59, Sulph 57, Thuj 59, Zinc 59*
Medikamentenverbrauch bei AIDS- Patienten, (verschriebene und ent- spannende)	NUX-V, *Sulph* → 59
Menses spärlich über lange Zeit oder Menses verzögert, bis Patien- tin 18 oder 20 Jahre alt war	Mang *59*
Menstruation, Unregelmäßigkeiten, besonders durch emotionale Ursa- chen (in Fällen von Dys- oder Amenorrhoe)	Puls *97.61*
Menstruation verzögert, in Geschichte	Graph *17*
Mentale Überanstrengung	Lyc *87*
Mercurius, Mißbrauch (Orchitis)	Sars *14, 29*
Mercurius, Verarbeitungen (chroni- sche Heiserkeit)	Hep *14*
Migräneanfälle bei Verdauungs- störungen	Kali-bi *116*

Eigenanamnese	Mittel
Mikroinfarkte bei älteren Patienten mit Arteriosklerose	Thios 59
Minderwertigkeit	Staph 78
Mißbrauch in Kindheit	Thuj 78
Mißbrauch und Unterdrückung in Kindheit	Carc 78
Mißbrauch, Verwahrlosung in Kindheit	Thuj 78
Mißbrauchende Eltern	Staph 78
Mißbrauch in Familie, Angeheiratete oder Verwandtschaft	Anac 78
Mißbrauch, körperlich oder sexuell	Lyss 78
Mißbrauchte Menschen	Staph 78
Monilia albicans im Mund bei Stillkindern	Bor 37
Mononukleose	Carc 59
Mononukleose, infektiöse, oder häufig Infektionskrankheiten in der Kindheit	Carc 46, 57
Mumps	Carc, Parot → 59
Mumps, wiederholt	Carc 35
Muskelüberanstrengung oder Verletzung, seitdem nie mehr gesund	Calc, Carb-v, Rhus-t → 59
Mutterkorn, Behandlung mit	Sec 57, 85, 63
Myringotomien	Med 72

Eigenanamnese	Mittel
Nachtschweiße, bei blähender Dyspepsie, begleitet vom Absatz unverdauter, schleimiger Stühle	Chin 59
Naevi, rot	Thuj 78
Nahrung bleibt im Halse stecken, beim Schlucken, bei Magenbeschwerden	Con 59
Nahrung, künstliche, verursachte Beschwerden in der Kindheit	Alum 83
Nahrung, saure, jede Säure, saure Getränke, absolute Unverträglichkeit, bei Verdauungsstörung	Chin 116
Nahrung, unverdauliche, übermäßig, bei Verdauungsbeschwerden	Carb-v 116
Nahrungsmittelallergie	Thyr 59
Nasenbluten oder andere Blutverluste	Chin, Phos → 59, Ferr-pic, Ip → 31
Nephritis, akut	Eel-ser 59
Nervenanspannung	Dys-co 26
Nervenanspannung, schleichend, vom Patienten nicht bemerkbar	Prot 79
Neuralgische Schmerzen mit gleicher Periodizität, Malaria in Anamnese	Cedr 7
Niereninfektionen	Puls 72
Nieren- und Gallensteine	Lyc 65, Med 59
Niesen während des ganzen Jahres, mit Höhepunkt im Sommer (Heuschnupfenanfälle)	Hausstaub 97, 61

Eigenanamnese	Mittel
Ohrinfektionen bei Kindern, Trommelfellruptur und blutiger Ausfluß, in Kindheitsgeschichte	Phos 56
Ovarielle Zysten	Follic, Ooph → 59
Periodische Symptome, z. B. jedes Wochenende Kopfschmerzen	Nat-m 59
Pilzflechte, und Unterdrückung	Bac 71, 116, 109, Sep 71, Tub 30, 71
Pleuritis, bei Patienten mit Atemnot	Lob 78
Pneumonie	Bac 59, Lyc 53, Morg 94, Phos 72 Bac, Tub -59
Pneumonie in den ersten zwei Lebensjahren, besonders mit Krebs in Familienanamnese	Carc 46, 57
Pneumonie bei Patienten mit Atemnot	Lob 78
Pneumonie, rechtsseitig, verbunden mit Koronarinsuffizienz	Phos, Sulph → 59
Pneumonie, seitdem nie mehr richtig gesund	Kali-c 59, 83, Lyc, Phos, Pneum, Sil, Sulph, Tub → 59
Pneumonie, wiederholt	Carc 94
Pneumothorax, Beschwerden seitdem	Tub -r 59
Poliomyelitis, Beschwerden seitdem	Lath 59
Prolaps, Uterus, Beschwerden seitdem	Frax-am 59, Sep 98
Psychische Konflikte oder unharmonische Zustände	Nat-m 59, 65
Pubertät, Beschwerden seitdem	Calc-p 59, Puls 59, 83

Eigenanamnese	Mittel
Pubertät, verspätet, lernt spät Sprechen und Laufen	Bar-c 37
Pylorusstenose bei Kindern, Beschwerden seitdem	Dys-co 59
Rachen, Herdinfektionen, chronisch	Bar-c -59
Rachen, wund, chronisch	Phyt 87
Rachen, wund, wiederholt bei Verdauungsstörungen	Brom 116
Racheninfektionen, schwere	Lac-c 59
Radium, verstrahlt, mehrere Monate später Krebs	Cadm 108
Radiumbehandlung	X-ray 35
Radioaktive Behandlung	Rad-br, Cadm, X-ray → 59
Radioaktiver Fallout, ausgesetzt gewesen	Phos, Rad-br 59
Respiratorische Erkrankungen	Bac 116, 109, Stann 37, Tub 116, 109
Respiratorische Infektionen, der oberen Atemwege, wiederholt	Infl 59
Rheumatische Geschichte bei Älteren, wenn während der Diastole ein Nebengeräusch zu hören ist.	Lyc, Syph → 59
Rheumatismus (bei Patienten mit Herzasthma)	Kalm 1, 2
Rheumatisches Fieber	Med 59, Strept 45
Rheumatische Schmerzen, sehr quälend	Aesc 59
Röntgenbestrahlung, mehrere Monate später Krebs	Cadm 108

Eigenanamnese	Mittel
Röntgenstrahlung, wiederholt	X-ray 35, Rad-br 59
Romantische Enttäuschung	Orig 78
Salz, übermäßige Einnahme	Nat-m 57, Phos 17
Scharlach, Beschwerden seitdem	Carb-v, Puls, Scar → 59
Scheidung der Eltern	Nat-m 59
Scheidung oder streitende Eltern	Mag-c, Mag-m → 21
Schlaflosigkeit, sogar in Kindheit, unerklärlich	Carc 59, 35
Schluckbeschwerden, anfallsweise	Plb 116
Schmerzen und Mißbrauch	Carc 110
Schock, plötzlich, hart für den Organismus, wie z. B. ein Autounfall oder Erdbeben, die mentale Symptome wie Hyperventilation, Angstneurosen oder Phobien auslösen	Acon 37
Schreck, in Anamnese von psychischen Fällen	Plat 74
Schreck, lang anhaltender Schrecken, Unglück, resultiert in mentaler Krankheit	Carc 59
Schreck oder Nervenschock, Beschwerden seitdem	Acon, Op, Sil → 59
Schreck, Schock während Schwergeburt	Ign -59
Schüttelfrost, plötzlich nach Überhitzung, Beschwerden seitdem	Dulc 59
Schuldgefühle	Carc 78

Eigenanamnese	Mittel
Schwäche, Steifigkeit, Paralyse (wenn Pathologie ausgeprägt ist), langsam fortschreitend	Caust 78
Schwäche, sich steigernd, Kachexie, katarrhale Zustände, Neuralgien seit vielen Jahren	Stann 53
Schwangerschaft, Mehrlings-	Fl-ac 62, Lyc 43, Sec 29
Schwindel, mit Anaesthesie in Geschichte	Dys-co, Phos → 45
Seifenfabrik, Arbeiter in	Caust 59
Selbstkontrolle	Follic 59
Selbstmordneigung, muß seit langem damit kämpfen	Nat-s 53
Sepsis, Beschwerden seitdem	Pyrog 59, 83
Septikämie	Pyrog 59
Sexuelle Exzesse	Sel 85
Sexueller Mißbrauch	Caust, *Orig, Plat, Staph* →78
Sexueller Mißbrauch als Kind. Auch Kinder, die in Umgebung von körperlichem Mißbrauch, Alkohol und Sex aufwuchsen.	Staph 37
Sexueller Mißbrauch, Angstzustände	Stram 78
Sexueller Mißbrauch als Kind bei Frauen	Carc 59
Sexuell mißbrauchte Frauen, körperlich und psychisch	*Follic 4*
Sex, zu viel, bei jungen Leuten, die zu früh altern	Agn 37

Eigenanamnese	Mittel
Sinusitis, häufig	Kali-bi 65
Skrofulose	Sulph -59
Sonnenallergie	Sol 59
Sonnenstich	Glon 17, Nat-c 17, Nat-m 37
Sonnenstich, seitdem Kopfschmerzen, Akne oder	Nat-m 37
Spannungsgefühl, sehr stark	Dys-co 59
Spannungsgefühl nach Unterdrük-kung von Ärger Frustration	Staph 14, 27
Staphylokokkeninfektion	Staphyl 59
Sterilität	Follic 59
Sterilität, mit Antibabypille in Anamnese	Follic 45
Sterilität, mit Tuberkulose in Anamnese	Tub 74, 52
Stiefkind, wird wie eines behandelt	Calc-s 21
Stillen, Mangel an	Magnesias, Sacch → 59
Stillen, wurde nicht gestillt	Sacch 59
Streit, ehelicher	Sep 36
Streit, Eltern	Magnesias 59
Streptokokkeninfektionen des Rachens, wiederholt, in Kindheits-geschichte	Calc 56, Strept 59
Streptokokkeninfektion bei rheuma-toider Arthritis und Psoriasis	Strept 59

Eigenanamnese	Mittel
Streß, emotionaler, lang andauernd, bis an die Grenze des Erträglichen, mit Entwicklung von Symptomen mit psychologischem Charakter	Sep 59
Streß, emotional oder mental, Überanstrengung, Sorgen	Arg-n 59
Streß, lang andauernd, mental oder emotional, durch Überbeanspruchung am Arbeitsplatz oder Übermüdung zu Hause	Nux-v 59
Stuhl, teerartig, bei Verdauungsstörungen	Brom 116
Stuhlverhaltung, besonders bei Frauen	Graph 14
Sykose	Med 83
Syphilis	Aur 65, 28, Mez 53, Phyt, Syph →13
Syphilis (chronische Krampfadern und -geschwüre)	Fl-ac 97, 61
Syphilis, mit Epilepsie in Kindheit	Calc -59
Tabak, bei ischämischer Herzerkrankung	Conv 59
Tabak, Kau-	Ars, Puls → 92, 69
Teetrinken, exzessives	Chin, Olnd, Thuj → 69
Thrombose, koronare	Thuj 14
Tierbisse, ernste, besonders von geimpften Tieren	Lyss 78
Tiere, Vergiftung durch, Schlangenbisse, Serum	Thuj 53, 57, 85

Eigenanamnese	Mittel
Tod, Eigenanamnese, als wäre das Kind im Uterus abgestorben; sowohl der Arzt, als auch die Mutter hatten diesen Eindruck	Carc 46, 57
Tod, unreifer Kinder	Syph 59
Todgeburt	Sep, Syph →59
Todgeburten – um lebende Babys zu schützen	Cimic 31, 47, 27 (Täglich in den ersten drei Schwangerschaftsmonaten)
Tollwutimpfung	Lyss 59, 78
Tonsillen, vergrößert, nach Impfung	Bar-c, Sil → 59
Tonsillen vergrößert, mit Tuberkulose in Anamnese	Bar-c 59
Tonsillitis, schwer, viele Anfälle	Carc 35, Strept 59
Tonsillitis, schwer, in Kindheit, und Rheumatismus	Strept 59
Toxämie, bakteriell, Zahnextraktion, Entbindung, Abort	Pyrog 87
Trauma, schweres	Stront-c 78
Tuberkulose	Aur-j 59, 65 , Aur-m 59, Bac 17, 15, Dros 59, 37, Jod 27 gefolgt von Tub 27; Kali-n 59, Mag-c 53, Med 59, Nat-m 50, 33, Nit-ac 116, Phyt 13, Phos 78, Stann 37, Tub 59
Tuberkulose, aktive, Kontakt mit	Dros 48, 59. Spong 59
Tuberkulose, Behandlung oder Unterdrückung	Lobel 37
Tuberkulose des Darmes (in Fällen von laufender Nase)	Cist 37
Tuberkulose oder Kontakt mit der Krankheit	Dros 46

Eigenanamnese	Mittel
Tuberkulose, mit Knochenschmer-zen in Kindheitsgeschichte	Phos 56
Tuberkulose (bei Leukodermatikern)	Ars-j, Bac → 116, 109
Tuberkulose, Lungen-, mit Ge-schichte von unterdrückten Aus-schlägen, Krätze, Herpes, Ekzeme usw.	Psor 59, Sulph 81
Tuberkulose, persönlich oder Fami-lie (in Fällen von Arthritis und Rheu-matismus)	Dros 97, 61
Tuberkulose, Symptome; Zähneknir-schen, Angst vor Hunden	Ther 59
Typhoid, oder seitdem Beschwerden	Carb-v, Carc → 59, Pituit 47, Psor 59, Pyrog 59, 83, Tub 45, Typh, Thyr → 59
Tyrannische Familienatmosphäre	Staph 28
Überanstrengung, mental, lang andauernd und stark	Carc, Follik → 59, Lyc 116, Prot 59, 26
Überanstrengung, Nerven	Prot 2632
Überanstrengung oder Verletzung, Beschwerden seitdem	Calc-p, Carb-v, Rhus-t →59
Überarbeitung, seit langem	Nat-c 116
Überessen, und zu viel Trinken, seit Jahren, sehr reichhaltige, unverdau-liche Nahrung	Carb-v 116
Überschwelgen in Nahrung und Trinken, zuwenig körperliche Betäti-gung, Schlafmangel	Nux-v 59
Unaufmerksamkeit und Gedächtnis-störungen bei Kindern mit Ge-schichte von Erbrechen und Durch-fall	Aeth 33

Eigenanamnese	Mittel
Unglücklichsein, anhaltend, durch Einfluß anderer	Carc *46, 57*
Unterdrückung, Ausflüsse, Aus-schläge usw.	Lach, Puls, Sulph, Zin → *59*
Unterdrückung durch dominanten Partner	Staph *45*
Unterdrückung, Exantheme, wie Masern	Carc *59*
Unterdrückung, lange Geschichte	X-ray *35*
Unterdrückung, kann nicht für sich selbst sprechen und läßt alles an sich heran, oder bei Mißbrauch	Staph *59*
Unterdrückung und Mißbrauch in der Kindheit	Carc *78*
Unterdrückung und Schuldgefühle	Carc *78*
Unterdrückung, Serie von	Carc *35, 78*
Urethritis oder Blenorrhagie, früher	Thuj *59* gefolgt von Med 5
Urolithiasis	Sars *28*
Uterine Beschwerden	Thuj *59*, Cimic *-59*
Variola	Vario *59*
Verantwortung, zu früh	Carc *114*
Verbrennungen und Verbrühungen, Folgebeschwerden	*Caust 59*
Verdauungsbeschwerden, chronisch, über langen Zeitraum bei Minder-jährigen mit Verdauungsstörung	Carb-v *59*, Caust *116*
Verdauungs- und Gallenbeschwer-den, besonders nervöse Frauen	Mag-m *83*

Eigenanamnese	Mittel
Verdauungsbeschwerden, mit weichem Stuhl in der Kindheit	Syc-co 59
Verdauungsbeschwerden und uterine Störungen	Mag-m 83
Verkümmern, aus Mangel oder anderen Ursachen	Ign 83
Verletzung	Arn 17, 43, 88, 83, Hell 59
Verletzung, Erschütterungen (Ischias, Schmerz wie im Knochenmark sitzend)	Ruta 14, 29
Verletzung, vor der Geburt	Hell 66, 45
Verletzung, Kopf	Arn 17, Cic, Hell, Hyper, Nat-m, Nat-s →59
Verletzung, Kopf, oder Gehirnerschütterung	Zinc 78
Verletzung, endet in schmerzhafter Krampfaderbildung	Ham, Vip → 59
Verletzung bei Patienten mit spastischem Asthma und Husten	Hyper 75
Verletzungen, durch Schlag, Stoß	Bellis -59
Verletzung, verursacht Schwellung	Arn, Bellis -59
Verletzung, tiefe, in der Vergangenheit	Carc 59
Verletzung der Wirbelsäule (im Falle von Sterilität)	Hyper 97, 61
Verletzung der Wirbelsäule, Beschwerden seitdem	Hyper, Sil → 59
Verletzung der Würde oder Ehre	Staph 59
Verstopfung	Graph 17, 15

Eigenanamnese	Mittel
Verstopfung, chronische	Bry *87*
Verstopfung und Schlaflosigkeit in Kindheit	Carc *113*
Verwandschaft, sehr anstrengende Familie	Nat-c, Sep → *59*
Wachstum, sehr schnell	Phos *-59*
Wachstum, zu schnell	*Calc-p 17, 15, 87*, Calc, Ph-ac → *43*
Wahnsinn, tuberkulinische Erkrankungen in Familienanamnese	*Tub 30*
Waise	Mag-c *57, 85*, Mag-m *59*, Sep *59*
Warzen	Med *59*, Nat-s *53*, Thuj *43, 59*
Warzen und Kondylome	Nat-s *53*
Warzen und Ausschläge am Penis bei Kleinkindern	Med *56*
Windpocken, besonders wenn wiederholt	Carc *93, 35*
Zähne, kariös, der ganze Mund voll, nach Extraktion	Pyrog *66, 45*
Zahnextraktion, starke Nachbeschwerden	Pyrog *5978*
Zitronensaft, Aufnahme im Übermaß	Sulph *59*
Zurückweisung, grundlos und ungerecht, Bestrafung	Thuj *59*
Zyanose bei der Geburt	*Laur 59*
Zystitis	Thuj *65*

II.
Reaktions- und Zwischenmittel

1. Aus der homöopathischen Materia medica

Reaktionslosigkeit im Allgemeinen	Aeth, Agar, **Alum, AM-C, AMBR, Anac**; An-c, Ant-t, Apis, Arn, **Ars, ARS-J**, Ars-s-f, **Asaf, Bar-c**; Bar-m, Bar-s, Bell, Bism, **Brom, Bry, CALC**, Calc-f, **Calc-j, Calc-s, Camph, CAPS, Carb-an, CARB-V**, Carb-s, **CARC, Cast**, Caust, Cham, **Chin**, Cic, **Cocc**, Coff, Coloc, **CON, Cupr**, Cur, Cypr, Dig, **Dulc**, Euph, **Ferr**, Ferr-j, **Fl-ac, Gaer, GELS, Graph, Guaj, HELL**, Hep, **HYDR-AC**, Hyos, **Jod, Ip**, Kali-bi, **Kali-br, Kali-c**, Kali-j, **Kali-m**, Lach, **Laur**, Luffa, Lyc, Mag-c, Mag-fl, Mag-m, **MED, Merc**, Mez, **Mosch, Mur-ac**, Naja, Nat-a, Nat-c, Nat-m, Nat-p, Nat-s, Nit-ac, **Nux-m, Nux-v, OLND, Op**, Ped, Petr, **PH-AC, Phos, Plb**, Prot, **PSOR**, Puls, **Rhod**, Scut, **Sec**, Seneg, **Sep**, Spong, **Stann, Stram**, Stront-c, Sul-j, **SULPH, Syph, Tarent, Teucr**, Thal, **Ther, Thuj, TUB, Verl**, Vario, **Verat**, Verb, **X-ray, ZINC, Zin-ac.**
Aconitum Napellus	Ein wertvolles Zwischenmittel bei Dysenterie, wenn Mer-c zwar indiziert ist, aber erfolglos bleibt. – *8* Als Zwischenmittel bei der wahren Syphilis, wenn es nach Merc zu einer schweren Penisentzündung kommt – *9*. Akute Entzündungszustände, alle Fälle – *2*; arterielle Kongestionen vgl. Glon, bei vasomotorischen Störungen –*115*; akutes Komplementärmittel für Zwischenerkrankungen bei einem chronischen Sulph-Patienten –*59*. Zwischenmittel für Acon: Arn –*64*.
Adrenalinum	Um Fälle zu erschließen, in denen ein gut angezeigtes Polychrest nicht wirkt, die Wirkung nach Adren jedoch sehr gut ist – *59*.
Aethusa cynapium	Ausgeprägte Entkräftung, Benommenheit und Reaktionsmangel, sogar sprachlos – *83*.
Alumina	Trockenheit der Schleimhäute mit Reaktionsmangel bei alten Menschen – *103*. Als Zwischenmittel bei Kindern und alten Menschen mit wiederkehrenden katarrhalen Affektionen – *101*. Bei asthenischen, gelähmten, gehemmten Zuständen; die Schwerfälligkeit der Bewegungen und der Verlust an Wärme und vitaler Energie lassen es außerdem als hervorragendes Reaktionsmittel erscheinen –*59*. Cham ist als Zwischenmittel geeignet – *74*.
Ambra grisea	Reaktionsmittel bei Patienten mit schwachem Nervensystem – *38*. Reaktionsmangel bei nervösen Affektionen –*81*. Reaktionsmangel bei nervösen Affektionen, auch Laur, Op, *Valer*, Zinc → *42*.

Ambra grisea (Forts.)	Reaktionsmangel durch venöse Schwäche −34 und bei schweren Erkrankungen −101.

Ambra grisea (Forts.)

Reaktionsmangel durch venöse Schwäche −34 und bei schweren Erkrankungen −101.
Reaktionsmangel mit akuter Gefahr, auch Ars, Camph, Lyc → 19.
Reaktionsmangel im Alter, auch Carb-v, Con, Psor; nach akuten oder schwächenden Krankheiten, auch Camph, Carb-v, Psor, Sil, Sulph → 108.
Ein Mittel für „Reaktionsmangel" bei: chronischem Schnupfen mit grauem Ausfluß, schweres Asthma, was nicht auf gut bekannte Mittel reagiert −59.

Ammonium carbonicum

Infektiöse, toxikämische Zustände mit Reaktionsmangel und respiratorischen Erkrankungen, auch Am-m −108.
Schlechte Reaktion bei Erysipel −108.
Reaktionsmangel bei niedrigem Blutdruck plethorischer Patienten −105.
Renale Komplikationen mit Reaktionsmangel −38.
Reaktionsmangel durch Schwäche bei schweren Leiden, Ekzemen, Herpes −101.
Bei Scharlach, keine Reaktion auf Mittel, mit wenig Symptomen, auf die man verschreiben könnte, wenn es zu einer schlechten Reaktion gegen Ende der Infektion kommt −57.
Ein gutes Mittel, um die Reaktion bei Beginn einer solch plötzlich einsetzenden, schwächenden Krankheit wie der zerebrospinalen Meningitis zu fördern −105.
Kardio-respiratorische Störungen −59, geschwächtes Herzbeschwerden mit Reaktionsmangel, keine Symptome, Herzversagen −105.
Reaktionsmangel bei Herzinsuffizienz −108.
Einfache Entkräftung, schwaches Herz, Abmagerung, es besteht fast völlige Symptomlosigkeit, keine Reaktion auf Mittel, der Patient ist bettlägrig durch das Herzklopfen und die Atemnot bei Bewegung −53.
Einfache Herzschwäche und keine Antwort auf scheinbar gut angezeigte Mittel −85.
Vitalität sinkt und es kommt zu Reaktionsmangel −83.
Allgemeine Schwäche mit Reaktionsmangel, auch Carc, Laur, Op, Sulph, Valer → 80.
Reaktionsmangel bei schweren Erkrankungen −74,105, oder plötzliche Entkräftung bei zerebrospinaler Meningitis − 105.
„Große Mattigkeit", schlechte Reaktion während oder am Ende von schweren Infektionskrankheiten, Typhoid, Diphtherie, Scharlach, Erysipel usw. − wenn der Patient durch schwere innere Erkrankungen erschöpft ist, sollte man nach Furunkeln, Karbunkeln oder erysipelartigen Hautveränderungen schauen.

Ammonium carbonicum (Forts.)	Sie müssen immer ernst genommen werden, wenn ihnen keine Erleichterung für den Patienten folgt. Sie weisen dann auf einen perniziösen Zustand hin, der sich langsam entwickelt hat und behandelt werden muß, da er in Destruktion übergeht. Dieses Mittel sollte beachtet werden, um den Verlauf der Erkrankung unter Kontrolle zu halten −89.
Ammonium muriaticum	Remittierendes Fieber, durch kein Mittel beeinflußbar, oder Fieber beginnt mit Frost abends nach dem Niederlegen oder beim Erwachen, durstlos. Handflächen und Fußsohlen sind heiß und fühlen sich durch kalte Anwendungen besser an −59.
Antimonium tartaricum	Besonders gut, wenn wir eine schlechte Reaktion auf gut angezeigte Mittel in Pneumoniefällen haben −34. Reaktionsmangel bei Pneumonie alter Menschen oder sehr jungen Kindern −34. Reaktionsmangel bei Exanthemen −19. Reaktionsmangel bei alten Menschen und Kindern durch schwache Konstitution −85,101. Als Zwischenmittel bei Pleuritis −20.
Anthracinum	Schlimmste Arten des Erysipels, große Schwäche, Reaktionsmangel, Erysipel ist schwarz, ausgetrocknet; große Schwäche, Gangrän mit Reaktionsmangel −59.
Argentum metallicum	Reaktionsmittel bei Störungen des Zentralnervensystems - 11.
Argentum nitricum	Reaktionsmittel bei Störungen des Zentralnervensystems, auch Arg-m, Ign, Lyc, Mag-Salze, Merc, Sep → 59.
Arnica	Als Zwischenmittel bei akuter hämorrhagischer Nephritis − 5. Zwischenmittel für Arn: Ars, Bell, Con, Nux-v, Sulph, Nit-ac → 64. Zwischenmittel in chronischen Fällen: Puls, manchmal Nux-v → 64.
Aristolochia	Reaktionsmittel bei endokrinen Störungen −11.
Arsenicum album	Große Schwäche mit allgemeinem Reaktionsmangel −33. Ulzeration von Krampfadern, als Zwischenmittel, wenn andere wirkungslos sind −37. Als Reaktionsmittel, um die Blutbildung anzuregen, wenn Sulph erfolglos ist −101. Reaktionsmittel bei Herzaffektionen, wenn andere Mittel unwirksam sind −101. Reaktionsmittel bei endokrinen Störungen −11.

Arsenicum album (Forts.)	Pleuropneumonie, um Reaktion anzuregen, wenn Ant-t erfolglos ist, Symptome entsprechend –81. Als blutbildendes Mittel in mittleren Dosierungen, in Hochpotenzen ist es ein Reaktionsmittel; es aktiviert die blutbildenden Organe, wie Sulph, und ist oft wirksam, wenn Sulph erfolglos ist –101. Die Wirkung von Berberis (auch Berb-a) kann nach einigen Wochen vermindert sein, dann werden Zwischenmittel wie Ars, Sil, Staph oder Thuj gebraucht –103. Zwischenmittel für Ars: Carb-v, Hep, Sulph → 64. Ars ist Zwischenmittel für: Arn, Calc, Caust, Con, Phos, Puls → 64.
Arsenicum jodatum	Zwischenmittel bei organischem Asthma tuberkulöser Natur – 1.
Arsenicum sulphuratum flavum	Reaktionsmangel nach unterdrücktem Hautausschlag 53.
Asa foetida	Reaktionsmittel bei diabetischem Gangrän –101.
Aurum metallicum	Schlüssel-Zwischenmittel bei Osteoarthritis –27. Stront-c ist ein Zwischenmittel von Aur –74.
Aurum muriaticum natronatum	Hilft als Zwischenmittel bei der Empfängnis –27.
Bacillinum burnett	Hauptzwischenmittel beim tuberkulinischen Miasma –59. Nützlich als Zwischenmittel –83. Als Zwischenmittel bei allergischen Manifestationen –59. Zwischenmittel bei Paralysen, Paraplegien, motorischer Ataxie, spinalen Affektionen und Afterfisteln –14. Immer wiederkehrender Husten und Erkältungen, andere Mittel wirken nicht –59.
Bacillus proteus	Reaktionsmangel auf angezeigte homöopathische Mittel -59.
Baryta carbonica	In skrofulösen Fällen sollte man eine Zwischengabe von Bar-c oder eine Hochpotenz von Sulph oder Psor als Reaktionsmittel einsetzen –101.
Baryta jodata	In skrofulösen Fällen ist es ratsam, Bar-j in langen Intervallen von 2–3 Wochen als Zwischengabe zu verabreichen oder eine Hochpotenz von Sulph oder Psor als Reaktionsmittel –101.
Belladonna	Als Zwischenmittel in Fällen von Photophobie mit Gefäßinjektion –40. Zwischenmittel für: Arn, Caust, Con, Ph-ac, Sulph → 64. Zwischenmittel für Bell: Hyos, Stram, Sulph → 64.

115

Bryonia alba	Bry und Sulph sind die Hauptzwischenmittel für Fälle von Verstopfung −10. Betäubtes Stadium des Typhoid mit Reaktionsmangel −74. Bei gereizter Form von Verstopfung kann Nux-v mit Bry wechseln, mit Zwischengabe von Sulph −10. Reaktionsmangel bei Exanthemen, auch Ant-t, Cupr, Psor, Stram, Sulph, Zinc → 19. Zwischenmittel: Puls, Rhu-t, Sulph → 64.Bry ist Zwischenmittel für: Pul, Rhus-t → 64.
Calcarea carbonica hahnemanni	Calc wirkt besonders gut bei diffuser Bronchitis, die lange andauert, chronisch zu werden droht und Reaktionslosigkeit vorhanden ist −116. Tonsillen und Adenoide auch Bar-c, Nat-m, Sil; kalte Füße im Bett auch Sep, Sil und andere tuberkulinische Mittel; als Zwischenmittel bei Leukodermatikern: Tub. Um eine Reaktion zu verursachen, wenn gut gewählte Mittel versagen auch Carb-v, Sulph, Syph, Tub → 70. Beschwerden durch Wurmbefall bei Kindern, schlimmer bei Vollmond, mit Cina und Teucr als Zwischenmittel −5; wenn trockene Haut zu schwitzen beginnt und der Patient seine innere Wärme verliert und sich dem Stadium des Schüttelfrostes nähert −6 ; sechs Wochen nach Sulph bei vererbten Gewächsen und Tumoren bei Neugeborenen −54. Reaktionsmittel bei Herzschwäche und schlechtem Kreislauf −59. Als Zwischenmittel bei Leukodermatikern −109. Reaktionsmittel bei diabetischem Gangrän −101. Reaktionsmittel bei Störungen des Mineral- und Wasserstoffwechsels im Körper - 76. Reaktionslosigkeit auch Nat-a -17. Als Zwischenmittel nützlich bei exanthemem Thyphus, wenn sich der Ausschlag nicht richtig entwickelt −58. Als Zwischenmittel, besonders wenn sich die Mangelernährung in kalten Händen und Füßen zeigt; Calc-j: wenn das Drüsensystem beteiligt ist → 113. Zwischenmittel im Klimakterium bei Calc-Konstitutionen -14. Bei Otitis media kann eine Gabe Calc nach Calc-j angezeigt sein −101. Zwischenmittel für Caust, Cupr, Sil, Sulph → 64. Zwischenmittel für Calc: Ars, Cupr, Lyc, Nit-ac, Nux-v, Phos, Puls → 64.
Calcarea fluorica naturalis	Reaktionsmittel bei Fällen mit steinharten Schwellungen der Drüsen −102. Reaktionsmittel bei Schwellung der Lymphdrüsen −38. Sulph als Zwischenmittel, wenn Calc-f bei einem Katarakt gegeben wird −14.

Calcarea fluorica naturalis (Forts.)	Bei verzögerter Heilung von Knochenfrakturen kann Calc-f die Kallusbildung beschleunigen −74. Sil ist ein Zwischenmittel und belebt die Wirkung von Calc-f −74.
Calcarea jodata	Als Zwischenmittel besonders dann, wenn sich die Mangelernährung in Form von kalten Händen und Füßen äußert, mit Beteiligung des Drüsensystems −113.
Calcarea phosphorica	Zwischenmittel bei skrofulösen oder anämischen Patienten − 24. Als Zwischenmittel, um die Bildung von reinerem, „reicherem" Blut anzuregen −76. Wenn Mag-p indiziert scheint, aber erfolglos ist; auch als Zwischenmittel bei skrofulösen oder anämischen Patienten → 24. Konvulsionen während der Zahnung ohne Fieber, wenn Mag-p versagt; Krämpfe in den Beinen → 18. Spasmen, besonders wenn Mag-p erfolglos ist; Schreibkrämpfe, besonders Krämpfe in den Fingern und dem Handgelenk → 16. Chorea; Enuresis bei jungen Kindern und alten Leuten, als Zwischenmittel → 18.
Calcarea sulphurica	Wenn gut gewählte Mittel nur kurze Zeit wirken und die Symptome übereinstimmen, sollte man an dieses Mittel denken; Reaktionsmangel → 76. Schlechte Reaktion −83. Fälle, bei denen die scheinbar gut indizierten Mittel ohne Wirkung bleiben; für solche Fälle, bei denen ein tiefer wirkendes Mittel folgen muß, das gleichwertig mit Tub oder Psor ist − 57.
Calendula officinalis	Als Zwischenmittel bei Krebs −17,83.
Camphora officinarium	Frost folgt, auch Reaktionsmangel, auch Dulc −19. Reaktionsmangel nach akuten oder schwächenden Krankheiten −108. Zwischenmittel für Camph : Op −64.
Capsicum annuum	Reaktionsmangel bei fettleibigen Patienten −96. Reaktionsmangel bei Adipositas, mit chronischen Katarrhen des Kopfes, Plethora und Hämorrhoiden; Reaktionsmangel bei Syphilis → 101. Alte Menschen, die ihre Vitalität durch geistige Arbeit und karges Leben erschöpft haben, Verstopfung tritt auf, reaktionsträge −19. Alte Katarrhe, wenn keine Reaktion auf die sorgfältigst gewählten Mittel zu kommen scheint, Capsicum kann hier eine Reaktion anregen, auch wenn es nicht heilt.

Capsicum annuum (Forts.)	Sil, Kali-bi usw. können, obwohl vor Capsicum erfolglos, nach Zwischengabe von Caps der Erkrankung Einhalt gebieten oder sie heilen –105. Reaktionsmangel bei Menschen mit schwachem Gewebe, schnell erschöpft, gleichgültig, fett und Abneigung gegen jegliche Anstrengung –71. Reaktionsmittel bei alten Katarrhen auch Sil –107. Reaktionsarme Diphtheriefälle –59.
Carbo animalis	Reaktionsmittel bei Kreislaufstörungen, mit Verhärtung der Drüsen und präkarzinotischen Stadien –39.
Carbo vegetabilis	Reaktionsmangel bei abdominalen Affektionen mit schnellem Puls und großer Körperkälte –34. Reaktionsmittel bei syphilitischer Kachexie –9. Reaktionsmangel bei Syphilis –101. Es ist eines der besten Mittel, wenn der Husten beim Karzinom undeutlich ist, wenn der Husten kein Mittel anzeigt oder wenn er sich nur teilweise entwickelt ist. Eine Gabe Carb-v kann in solchen Fällen sehr bessern und mildere Fälle von Keuchhusten können in wenigen Tagen geheilt sein. Auch wenn das Mittel nicht dauerhaft heilt, bringt es klarere Symptome hervor, die ein anderes Mittel anzeigen –53. Reaktionsmangel auf Mittel auch Laur, Op, Teucr → 31. Carb-v ist eines der Mittel, an die man denken sollte, wenn die Symptome vermischt sind und der Patient so therapiert wurde, daß keine Klarheit in den Symptomen mehr herrscht. Alte Ohrausflüße oder alte Kopfschmerzen, wenn alle Symptome unterdrückt wurden, hier kann Carb-v zu einem Routinemittel werden, um die Symptome zu ordnen und einen heilsamen Ausfluß hervorzubringen. Es wirkt reaktiv, verursacht eine bessere Durchblutung und kann den Fall zum Teil heilen, nachdem ein angezeigteres Mittel ausgesucht wurde –53. Pleuropneumonie, um eine Reaktion anzuregen, wenn Ant-t erfolglos blieb –81. Sehr geschwächte Lebenskräfte erzählen die Geschichte von Carb-v. Reaktionsmangel nach schweren Anfällen, gewaltigen Schrecken, schwerem Leiden –53. Reaktionsmangel bei sehr schwachen Menschen –101. Reaktionsmangel auf gut gewählte Mittel –2. Geeignet für atonische Zustände, wenn reaktionsloser Zustand vorhanden ist –83. Reaktionsmangel nach starkem Anfall oder Schock- 83. Reaktionsmangel nach chirugischem Schock, keine Kontraktion oder Retraktion der Blutgefäße nach Op's Kollaps –85. Und zwar bevor eine Entzündung einsetzt, denn

118

Carbo vegetabilis
(Forts.)

Die Lebensenergie und das Herz sind zu schwach, um eine Entzündung zu entwickeln. Sie kommt erst nach einer Reaktion. Wenn jedoch keine Reaktion erfolgt, ist Carb-v eines unserer wichtigsten Mittel −53.
Niedriges Fieber, wie Gelbfieber, und sehr niedrige Formen des Typhus- oder typhoiden Fiebers. Nachdem das Fieber gesunken ist, hat er anhaltende Frostanfälle mit Reaktionsmangel. Er scheint sich nicht zu erholen, sondern ist kalt, seine Knie sind kalt, sein Atem ist kalt, kalte Schweiße, eine Art paralytischer Schwäche −53.
Große Schwäche mit Reaktionsmangel −115.
Reaktionsmangel bei abdominalen Affektionen und bei Kollaps −42; wenn man eine Sensibilität auf Arzneimittel erreichen möchte −2.
Reaktionsmangel nach akuten und schwächenden Krankheiten −108.
Die Schwäche von Carb-v wird von keinem anderen Mittel übertroffen. Sie entsteht nicht durch irgendeine fehlerhafte Herzaktion oder irgendeines Organs, sondern resultiert aus einem echten vitalen Reaktionsmangel. Daher ist Carb-v häufig bei den Folgen erschöpfender, akuter Krankheiten angezeigt −43.
Reaktionsmittel bei venöser Stase −101.
Patient ist einige Stunden bevor der Tod eintritt eiskalt, leichenähnlich − Carb-v scheint die Lebenskraft selbst zu erreichen, um eine Reaktion hervorzurufen und den Kreislauf wieder anzuregen, sogar noch dann, wenn der Herzschlag scheinbar aufgehört hat −43.
Zwischenmittel für: Ars, Sep → 64.

Carcinosin

Wenn gut gewählte Mittel nicht wirken oder nicht lange genug −78, oder die Heilung nur kurzfristig ist −27.
Wenn eines der folgenden Mittel: Alum, Ars, Ars-j, Bell-p, Calc, Calc-p, Dys-co, Graph, Lach, Lyc, Med, Nat-m, Nat-s, Nit-ac, Op, Phos −74, Psor, Puls, Sep, Staph, Sulph, Syph, Thuj und die Tuberkuline auch nach richtiger Wahl nicht wirken, oder wenn ein oder zwei dieser Mittel zum Teil gut angezeigt sind, aber keines den Fall wirklich abdeckt oder heilt, sollte Carc berücksichtigt werden − 74,45.
Carc kann eingesetzt werden, um einen Fall „zu öffnen", um den Boden für die Mittel vorzubereiten. Auch kann Carc bei Kindern von Nat-m Müttern nützlich sein −75.
Carc kann bei langsamer Erholung von akuten Krankheiten, besonders Keuchhusten und subakutem Drüsenfieber, in der 200. Potenz eingesetzt werden −75.
Durch Lösung der bioimmunologischen Blockade erlaubt Carc den tieferen, latenten Symptomen, sich klinisch zu zeigen. Man kann also sagen, daß Carc als reaktive Nosode wirkt. Es öffnet den Weg, um den Fall zu klären,

Carcinosin (Forts.)

und führt dazu, daß man eine zusammenhängende Symptomatologie irgendeines Konstitutionsmittels bekommt. -59.

Reaktionsmangel im allgemeinen −59.

Reaktionsmittel, wenn die verwandten Mittel versagen, oder bei Fällen mit Geburtstrauma, Diabetes, Leukämie usw. −45.

Als Zwischenmittel bei Rektumkrebs − 26.

Kann als Zwischenmittel mit dem angezeigten Mittel zusammen eingesetzt werden -83.

Carc hat sich als als Reaktionsmittel bei alten Menschen bewährt, vorausgesetzt einige charakteristische Symptome seiner Pathogenese sind vorhanden.

Es müssen nicht viele sein, da man die Abnahme der vitalen Reaktion im Alter berücksichtigen muß −78.

Heuschnupfen, Sinusitis, Bronchitis enden im Asthma, wenn gut gewählte Mittel nicht wirken −39.

Wenn Patienten chronisch krank sind und in ihrer Geschichte Krankheiten wie z. B. Amöbenruhr oder Diphtherie, die nicht vollständig auf Diphth reagiert hat, auftraten, dann ist fast immer eine Gabe Carc notwendig, um eine Reaktion zu erhalten −59.

Ich habe beobachtet, daß Patienten mit einer akuten respiratorischen Erkrankung, einschließlich Pneumonie, auf ein angezeigtes Mittel anfänglich reagierten, die Reaktion dann aber stoppte, und Carc konnte im akuten oder subakuten Stadium die Reaktion auf das angezeigte Mittel oft wieder stimulieren −59.

Mit Ausnahme von Scirr habe ich Carcinosine verschrieben, die aus anderen organischen Lokalisationen als den zu behandelnden gewonnen wurden, immer vorausgesetzt, daß es definierte Indikationen für Carc gab −45.

Carc ist angezeigt, wenn das indizierte Mittel sogar zweifach versagt, z. B. nach erfolgloser Einschaltung einer Darmnosode, wie z. B. Arg-n, ohne Besserung, gefolgt von Dys-co und Wiederholung von Arg-n, ohne Reaktion. Carc selbst kann wiederholt werden, wenn keine Besserung eintritt, oder wiederholt nach Beseitigung einer miasmatischen Blockade −59.

Berücksichtigt man, daß in unserer Gesellschaft heutzutage jeder 3. bis 4. Mensch Krebs entwickelt und die Mehrheit von ihnen daran stirbt, sollten wir nicht zögern, Carc oder Scirr als Zwischenmittel in jedem von uns zu behandelnden Fall einzusetzen. Tritt eine Reaktion danach auf, beweist uns das, daß der Patient von Krebs bedroht wird. -59.

Schwäche allgemein mit Reaktionsmangel, auch Am-c, Laur, Sulph, Valer → 80.

Reaktionsmangel, ohne Fieber −59.

Carcinosin (Forts.)	Kongenitale Anomalien, z. B. kongenitale Pylorusstenose, kongenitale Herzerkrankungen usw., die nicht auf die angezeigten Mittel reagieren, können ein gutes Gebiet für Carc sein, das in solchen Fällen zumindest die Zustände bis zu einem gewissen Ausmaß verändern kann −35. Schwierige und einseitige Krankheiten, heilbar, aber hartnäckig, bei denen die angezeigten Mittel erfolglos blieben, hereditäre Krankheitsbedingungen, Großwuchs, Fehlbildungen usw. sind einige Zustände, bei denen an Carc gedacht werden sollte −35.
Castoreum canadense	Reaktionsmittel bei nervösen Beschwerden, besonders bei Frauen −101. Schwache und fehlende Reaktion −83. Reaktionsmangel nach typhoidem Fieber bei nervösen Patienten, besonders Frauen −59. Reaktionsmangel in der Rekonvaleszenz −19.
Causticum	Zwischenmittel für Caust: Ars, Bell, Calc, Cupr, Gels, Ign, Olnd, Phos, Podo, Psor, Puls, Rhus-t, Sep, Sulph, → 64, Stann −81. Caust ist Zwischenmittel für: Sepia, Sulph → 64.
Chamomilla vulgaris	Als Zwischenmittel in Fällen, die durch Op oder Morph − 59 verdorben wurden, es bringt zumindest als Zwischenmittel vor der Verabreichung anderer Mittel ausgezeichnete Resultate − 85. Ist als Zwischenmittel besonders nach Alum nützlich −55. Zwischenmittel für Cham: Puls, Sulph → 64.
Chelidonium majus	In Schwindsuchtfällen kann es bei Leberkomplikationen als Zwischenmittel einen wichtigen Dienst leisten-105.
China officinalis	Reaktionsmangel nach Flüssigkeitsverlust −19. Ist oft als Zwischenmittel bei langen Krankheiten angezeigt −111. Zwischenmittel für China: Puls (bei chron. Fällen) −64.
Coffea cruda	In Fällen von zu stark erhöhter Empfindlichkeit und Schmerzhaftigkeit der erkrankten Teile, innerliche Reizbarkeit und Schlaflosigkeit −64.
Condurango	Dieses Mittel ist einen Versuch wert, wenn andere scheinbar angezeigte Mittel die Krankheit nicht beeinflussen können −83.
Conium maculatum	Reaktionsmangel im Klimakterium −19. Zwischenmittel für Conium: Ars, Bell → 64.

121

Corallium rubrum	Dieses Mittel ist bei Keuchhusten angezeigt, wenn die Besserung der Erkrankung stagniert, keine Reaktion erfolgt und dauerhafte Lungenbeschwerden zu befürchten sind −59.
Corydalis formosa	Chronische Krankheiten, mit Atonie −17.
Crataegus oxyacantha	Bei langer Dig Therapie sollte Crat als Zwischenmittel eingeschaltet werden −74,59.
Cuprum metallicum	Reaktionsmangel bei Pneumonie −85,101; kalte Schweiße auf der Hautoberfläche, große Atemnot −85, auch Cupr-ac −59. Reaktionsmangel durch Sauerstoffmangel −101. Reaktionsmangel bei Exanthemen −19. Reaktionsmangel nach Ausschlagunterdrückung −101. Reaktionsmangel bei allen Menschen durch geistige oder körperliche Überanstrengung, sind völlig erschöpft und brechen nach zuviel geistiger Arbeit zusammen, schlaflos oder verzweifelt −65. Grippe, kompliziert durch Pneumonie, wenn Reaktionsmangel vorhanden ist −90. Zwischenmittel für Cupr: Calc − 64.
Cuprum aceticum	Reaktionsmangel bei Pneumonie - 114, 90.
Digitalis	Bei Herzerkrankungen wird Dig immer als Zwischenmittel benötigt werden, die Potenz ist abhängig von der Pulsqualität −59.
Diphtherinum	Zwischenmittel bei Diphtherie, Puls schwach, schnell und vitale Reaktion sehr erniedrigt −14.
Drosera	Zwischenmittel für Drosera: Sulph, Verat → 64.
Dulcamara	Reaktionsmangel bei Exanthemen −19.
Echinacea angustifolia	Diphtherie, wenn Merc-cy und Lach keine Reaktion hervorrufen. Betäubte Stadien des Typhoid mit Reaktionsmangel, auch Bry und Sulph → 74. Bösartiger Scharlach, wenn angezeigte Mittel keine günstige Reaktion hervorrufen können −74. In allen ernsten Fällen, besonders der infektiösen Art, wenn sie Neigung zu Bösartigkeit haben −74.
Ferrum metallicum	Bei Bleichsucht hilft eine Zwischengabe Sulph der Wirkung von Ferr −101.
Ferrum phosphoricum	Reaktionsmittel, wenn andere Mittel nicht heilen, besonders bei verschiedenartigen funktionellen Schwächen −32. Als Zwischenmittel beim Diabetes gegen Hitze und Kongestion in jedem Teil des Systems −59.

Ferrum picricum	Reaktionsmittel, wenn andere nicht heilen können, besonders bei verschiedenartigen funktionellen Schwächen –32. Als Zwischenmittel beim Diabetes, gegen Hitze oder Kongestion in irgendeinem Teil des Systems.
Fluoricum acidum	Das heiße Silicea, wenn die Wirkung von Fl-ac zum Stillstand kommt, kann Sil die Heilung vollbringen –74. Reaktionsmittel bei diabetischem Gangrän –101. Eiterung der Knochen, fistelartige Geschwüre am Bein, wenn Sil seine Wirkung erschöpft hat, Fl-ac wirkt als komplementäres Zwischenmittel –74. Wenn Sil die allgemeine Gesundheit und Spannkraft des Patienten gebessert hat, aber keine vollständige Heilung produziert und Verschlimmerung durch Kälte sich in Verschlimmerung durch Wärme verändert –43.
Folliculinum	Reaktionsmittel, wenn der Patient nicht auf Homöopathie reagiert – durch extremen persönlichen Druck oder selbst auferlegter Kontrolle –45. Es gibt hier eine sehr starke Verbindung zum Carc, und es ist nicht überraschend, daß Follic sehr gut wirkt, wenn Carc zwar angezeigt, aber ohne Wirkung ist –4.
Formicicum acidum	Reaktionsmittel bei Affektionen des Bindegewebes –114.
Gelsemium sempervirens	Keine Ausschlagbildung durch mangelnde Reaktion, und das Kind scheint betäubt und wird teilnahmslos –29.
Graphites naturalis	Reaktionsmittel bei endokrinen Störungen, auch Arist, Ars, Jod, Lach, Puls → 115, Sep –22, 11. Reaktionsmittel bei Ekzemen –115.
Gratiola	Gratiola-Tee wirkt als Katalysator bei Erkrankungen der Gallenblase und der Leber –74.
Hedera helix	Chronische Gallenblasenaffektionen, die nicht auf gut gewählte Mittel reagieren –74.
Helleborus niger	Meningitis, wenn die Reizung von Apis zu mentaler Betäubung führt, mit Reaktionsmangel –42. Reaktionsmangel bei Patienten mit Gehirnstörungen, mit Hydrocephalus oder unterdrücktem Exanthem –71. Gehirnerschütterung, wenn Nat-s und Mittel wie Arn, Cic und Nat-m enttäuschen –45,59. Reaktionslosigkeit bei paralytischen Zuständen –85.
Hepar sulphuris calcareum	Reaktionsverlust nach Eiterung, auch Calc-s –19. Sil folgt nicht gut auf Merc und hat keine guten Resultate, wenn Merc noch wirkt oder gewirkt hat. Sil folgt jedoch sehr gut auf Hep, und Hep wiederum folgt gut auf Merc,

Hepar sulphuris calcareum (Forts.)	so daß es als Zwischenmittel eingeschaltet werden kann -53,105. Als Zwischenmittel bei Pneumoniefällen von Kindern, die mit Antibiotika behandelt wurden -27. Reaktionsmittel bei Säuglingen, die keine Reaktion auf Psor zeigten - 115. Hep nach Sulph als Zwischenmittel bei akuten, schmerzhaften Eiterungen, die berührungsempfindlich sind -5. Zwischenmittel für: Ars, Phos, Sil → 64. Zwischenmittel für Hep: Spong -64.
Hydrastis canadensis	Als Zwischenmittel und als Nachbehandlung von Bacillinum -23.
Hydrocyanicum acidum	Reaktionsmittel bei zerebrospinaler Meningitis -10. Reaktionsmangel -83.
Hyoscyamus niger	Zwischenmittel für Bell - 64.
Ignatia amara	Reaktionsmittel bei Störungen des zentralen Nervensystems -11. Zwischenmittel bei Fieberbläschen, wenn Nat-m erfolglos ist -14. Zwischenmittel für Sep -64.
Jodum purum	Reaktionsmittel bei endokrinen Störungen -11. Hed ist eine wertvolle Ergänzung für Jodum, besonders wenn die Patienten schlecht auf allopathische Jodgaben reagieren, hier ist Hed eine Alternative -74. Aufgrund träger Reaktion Chronizität vieler Beschwerden -83.
Ipecacuanha	Ip ist ein Zwischenmittel für Nux-v -64. Zwischenmittel für Ip: Ars -64.
Iris versicolor	Als Zwischenmittel bei akuter Pankreatitis -5.
Kalium bichromicum	Alte Katarrhe, nachdem Caps eine Reaktion produziert hat, auch Sil -105.
Kalium carbonicum	Ein Reaktionsmittel, wenn Ant-t-Patienten den Auswurf nicht herausbefördern können -34. Reaktionsmittel bei Störungen des Wasser- und Elektrolythaushalts im Körper -76. Hauptzwischenmittel beim tuberkulinischen Miasma -59. Zwischenmittel für Kali-c: Sulph - 64. Als Zwischenmittel bei Periodontitis, chronischer Tonsillitis, charakterisiert durch Mandelbeläge, chron. Rheuma, Gicht -82.

Kalium carbonicum (Forts.)	Wenn Kali-c ein konstitutionelles Mittel ist und eine tiefe Wirkung auf die Verdauungsorgane u. portale System erwünscht ist, kann eine Zwischengabe von Lyc helfen *-74*. Man sollte an Kali-c denken, wenn nach Krankheiten wie Masern ein katarrhalischer Zustand durch Reaktionsmangel als psorische Folgeerscheinung zurückbleibt *-53*.
Kalium jodatum	Führt häufig bei vielen chronischen Beschwerden zu einer sehr günstigen Reaktion, auch wenn es symptomatisch nicht deutlich angezeigt ist *-17*.
Kalium muriaticum	Es ist ein tief wirkendes Mittel, mit Tendenz zu Auflösung wie Sulph, nützlich als Zwischenmittel in der Behandlung von chronischen Krankheiten *-16*. Syph ist ein Zwischenmittel für eine tiefe Wirkung - 67.
Kalium phosphoricum	Bei nervösem Asthma als Zwischenmittel *-14*.
Kalium sulphuricum	Als Zwischenmittel nach Nat-s bei Malaria *-50*. Wenn gut gewählte Mittel nur kurz wirken *-76*. Reaktionsmangel *-76*. Gut gewählte Mittel wirken nur kurz *-53*. Träge, schwache, mangelnde Reaktion *-43*.
Kreosotum	Zwischenmittel für Sulph *-64*.
Lachesis muta	Reaktionsmangel nach Unterdrückung *-19*. Reaktionsmittel bei endokrinen Störungen *-11*. Reaktionsmangel in Ulzera *-101*. Zwischenmittel für Lachesis: Sil *-64*.
Lapis albus	Reaktionsmangel in steinharten Drüsenschwellungen *-102*.
Laurocerasus	Reaktionsmangel durch erschöpfte Nerven (oder sehr schwache Vitalität *-81*), wenn gut gewählte Mittel ohne Wirkung bleiben, besonders bei Herzerkrankungen mit Zyanose *-101*. Reaktionsmangel bei spastischen Affektionen und prinzipiell bei Herzerkrankungen *-107*. Allgemeine Schwäche mit Reaktionsmangel *-108,80*. Wenn gut gewählte Mittel nicht wirken *-83*. Reaktionsmangel besonders bei Brust- u. Herzaffektionen - 71,83. Reaktionsmangel bei Lungenerkrankungen - 34. Reaktionsmangel bei Brustbeschwerden - 42. Reaktionsmangel auf Mittel - 31. Reaktionsmangel. Mittel wirken nur palliativ oder nur wie kurzzeitige Mittel bei konstitutioneller Erkrankung, oder die Symptome verschwinden teilweise, ohne Reaktion des Patienten *-53*.

Laurocerasus (Forts.)	Reaktionsmangel der Nerven, angezeigtes Mittel wirkt nicht −59. Zwischenmittel für Laur: Op (chron. Krankheiten), gelgentlich Carb-v, Mosch, Nit-ac o. Sulph → 64.
Ledum palustre	Reaktionsmangel bei Insektenbissen −59. Reaktionsmangel in Stichwunden, mit Kälte der Extremität und bläulicher Verfärbung um die Wunden −103. Stichwunden −59.
Levico water	Ein wertvolles Zwischenmittel in schweren Fällen von kümmerlichem Wachstum, wenn Schwäche vorhanden ist −23.
Lycopodium clavatum	Eine gelegentliche Gabe von Lyc unterstützt die Wirkung von Berb −31. Lyc ist nützlich bei alten, müden Patienten, mit schwacher Reaktion und Schwäche aller Funktionen, werden immer hinfälliger ohne Erholungsanzeichen −53. Zwischenmittel bei rheumatischen und arthritischen Beschwerden im mittleren und hohen Alter −59. Als Zwischenmittel bei Periodontosis −74. Pneumonie mit Leberkomplikationen −81. Als Zwischenmittel bei Periodontosis, chron. Tonsillitis mit Mandelbelägen, chronischem Rheumatismus und Gicht, wenn Kali-c ein konstitutionelles Mittel ist und eine tiefgreifende Wirkung auf die Verdauungsorgane und das portale System gewünscht wird → 74. Unterstützt die Wirkung von Kali-c auf die Verdauungsorgane und ist außerdem ein Zwischenmittel bei entzündlichen und rheumatischen Symptomen −74. Reaktionsmittel bei Störungen des zentralen Nervensystems −11. Es ist auch geeignet für Mädchen zur Zeit der Pubertät, wenn die Menarche sich verzögert. Sie wird 15, 16, 17 oder 18, ohne Entwicklung. Die Brüste wachsen nicht, und die Eierstöcke übernehmen nicht ihre Funktion. Wenn die Symptome übereinstimmen, kann Lyc eine Reaktion bewirken, die Brüste beginnen zu wachsen, und aus dem Mädchen wird eine Frau −53. Als Zwischenmittel bei periodontalen Erkrankungen, chronische Tonsillitis charakterisiert durch Beläge −74. Kann bei akuten Krankheiten als Zwischenmittel angezeigt sein −32,51. Zwischenmittel bei Sichelzellanämie −59. Zwischenmittel für Calc −64. Zwischenmittel für Lyc: Tarax −64.
Magnesium boro citricum	Nierensteinkolik, als Zwischenmittel −102.

Magnetis polis australis	Als Zwischenmittel bei Enuresis, unwillkürlicher Harnabgang nachts, wird beim Erwachen bemerkt −14.
Malaria officinalis	Als Zwischenmittel in Malariafällen, klärt den Fall und führt zu schneller Erholung. Als Zwischenmittel klärt es die „Blockade", wenn ein gut angezeigtes Mittel keine Reaktion bewirken und der Fall bis zu seinem malarischen Ursprung zurückverfolgt werden kann −59.
Medorrhinum	Wenig Reaktion durch sykotische Ansteckung −83. Wenn ein Fall wie Med aussieht, aber mit ausgeprägter hereditärer Krebsbelastung einhergeht, sollte man Carc berücksichtigen −59. Dauerhafte Morgenübelkeit, wenn die Reaktion unvollständig ist und der Fall hartnäckig scheint −19, auch Nat-m − 12. Bei Patienten mit Indikationen von Arg-n, Caust, Kali-s, Nat-s oder Sep bei Brustaffektionen − chronische Bronchitis oder Bronchitis mit Asthma − wird immer eine Gabe Med irgendwann während der Behandlung benötigt. Ähnlich verhält es sich im Falle von Fibrositis oder Arthritis bei Patienten, die die Indikationen für Apis, Calc, Ferr,Fl-ac,Mang, Phyt und Thuj zeigen −59. Wie bei allen Nosoden basiert die Verschreibung in erster Linie auf Hinweisen einer relevanten Infektion in der Eigen- oder Familienanamnese − denn Zwischenmittel erreichen keine dauerhafte Heilung, und die Totalität der Symptome weisen auf eine spezifische miasmatische Infektion hin − 53. Med, Nat-s und Thuj sind die Hauptzwischenmittel für das sykotische Miasma −113. Gelenkschmerzen, als Zwischenmittel −37. Reaktionsmangel bei Patienten mit einer unterdrückten oder hereditären Gonorrhoe in der Geschichte −71. Zwischenmittel bei Asthma, wenn andere gut angezeigte Mittel nicht wirken −14. Bei jedem hartnäckigen Fall, der nicht auf gut gewählte Mittel reagiert, sollte man an Med denken −59. Hauptzwischenmittel für das sykotische Miasma −113.
Mercurius solubilis hahnemanni	Als Zwischenmittel −55; besonders bei skrofulösen Erkrankungen, bei denen es die Wirkung von Sulph erhöht − 34,42. Bei Atrophie von Kleinkindern, wenn Sulph versagt, verschlimmert oder zu kräftig wirkt −42; bei einem Fall, als Sulph zu stark bei einer post-syphilitischen Rektumparalyse wirkte und der Patient viele Male am Tag seinen Darm entleeren mußte − 112

Mercurius solubilis hahnemanni (Forts.)	Als Zwischenmittel bei Leukodermatikern −59. Reaktionsmittel bei Störungen des zentralen Nervensystems −11. Anämien, die nicht auf Eisen oder Transfusionen reagieren −57. Bei primärer oder sekundärer Syphilis ist Merc ein überragendes und vertrauenswürdiges Mittel, es muß konsequent über Wochen und Monate verabreicht werden. In den Pausen können zweckmäßigerweise die angezeigten Zwischenmittel eingesetzt werden: Kali-j, Nit-ac − beide in niedriger Potenz − oder Syph, Sulph − in hohen Potenzen −101. Merc und Sulph sind Zwischenmittel füreinander −64.
Micrococcinum	Als Zwischenmittel bei Gallensteinen und ihren Komplikationen, ohne Krebs −106.
Morbillinum	Wird als Zwischenmittel verabreicht, wenn Masern in der Patientengeschichte eine Rolle gespielt haben, besonders mit Komplikationen −59.
Morgan gaertner	Für Nieren- und Gallensteine, als Zwischenmittel −109.
Moschus	Reaktionsmangel bei nervösen Affektionen −81, auch Ambr, Valer → 59. Schlechte Reaktion, Krankheiten nehmen nicht ihren natürlichen Verlauf −83. Zwischenmittel für Mosch: Op, manchmal auch Carb-v, Laur, Nit-ac, Sulph → 64.
Muriaticum acidum	Reaktionsmittel bei Hautgeschwüren −101.
Murex purpurea	Wenn Sep in Hochpotenzen und seltenen Gaben verabreicht wurde, akute zwischenzeitliche Beckensymptome; wenn sie so beschwerlich sind, daß ein Mittel gegeben werden muß, sollte es Murx sein −111.
Natrium arsenicosum	Reaktionsmangel −17.
Natrium muriaticum	Reaktionsmittel bei Verstopfung −59. Morgendliche Übelkeit dauert an, wenn die Reaktion unvollkommen scheint und der Fall hartnäckig wird −12. Kann in einem chronischen Fall nicht oft ohne ein angezeigtes Zwischenmittel wiederholt werden −2. Reaktionsmittel bei Störungen des Mineral- und Wasserstoffwechsels im Körper, auch Calc, Kali-c, Thuj → 76.

Natrium phosphoricum	Große körperliche Reizbarkeit, später ein ausgeprägter Reaktionsmangel −53. Reaktionsmangel −76. Anämie mit Verdauungsstörungen, Übersäuerung, als Zwischenmittel, als Zwischenmittel −24; allgemein und bei Schwindsucht −76.
Natrium sulphuricum	Hauptzwischenmittel beim sykotischen Miasma −113. Zwischenmittel bei Pneumonie der Kinder nach Antibiotikabehandlung −27.
Nitricum acidum	Zwischenmittel bei Syphilis, wenn Merc in allen Stadien unwirksam ist −101. Zwischenmittel bei Syphilitikern, wenn Merc erfolglos ist; auch Syphilis der Knochen −101. Zwischenmittel für Nit-ac: Op (in chronischen Fällen), gelegentlich Carb-v, Laur, Mosch, Sulph → 64.
Nux moschata	Reaktionsmittel bei Alten mit Schlafsucht, Verwirrung und Gedächtnisschwäche −103.
Nux vomica	Schwere Reizanfälle des Nervensystems, Überempfindlichkeit der Sinnesorgane, leicht erschreckbar, ängstlich, will sich hinlegen, Abneigung gegen frische Luft, jähzornige, gewalttätige und gereizte Stimmung, und wenn die Mensis zu früh erscheint und zu lange andauert −64. Als Zwischenmittel bei motorischer Ataxie und multipler Sklerose −3,32,82. Zwischenmittel für: Arn, Calc, Cocc, Phos, Puls, Rhus-t -64. Zwischenmittel für Nux-v: Ip, Sulph → 64.
Oleander	Zwischenmittel für Caust −64.
Opium	Hahnemann setzte Op als Zwischenmittel ein, wenn gut gewählte Mittel nicht wirkten −74. Reaktionsmangel durch allgemeine Schwäche −108. Die Inaktivität wird durch Reaktionsmangel auf sorgfältig gewählte homöopathische Mittel deutlich. In diesem Fall ist es mit Sulph vergleichbar. Beim Studieren des Falles können viele Opium-Symptome gefunden werden und wenn man es nach diesen Indikationen verabreicht, wird es das System aus seiner Trägheit reißen und Reaktionen verursachen −53. Reaktionsmangel auf Mittel −31. Reaktionsmangel durch nervöse Erschöpfung und Gefäßlähmung −101. Oder wenn keine vitalen Reaktionen mehr vorhanden scheinen − 81.

Opium (Forts.)	Schmerzlosigkeit, Hemmung; betäubte Benommenheit, Trägheit und allgemeine Schwerfälligkeit der Funktionen und Mangel an vitaler Reaktion; eine Art negativen Zustands −83. Bei nervöser Unsensibilität und mangelnder Reaktion der vitalen Kräfte (gelegentlich auch Carb-v, Laur, Mosch, Nit-ac oder Sulph) −64. Wunsch nach Empfänglichkeit, die sogar auf gut indizierte Mittel fehlt −83. Allgemeine Schwäche mit Reaktionsmangel, auch Am-c, Carc, Laur, Op, Sulph, Valer → 80. Reaktionsmangel, wenn der Patient benommen und betäubt ist −42. Verlässliches Reaktionsmittel bei schwerer zweiseitiger Pneumonie −59. Zwischenmittel bei chronischen Krankheiten −64. Schmerzlosigkeit, reaktionsarme Stadien, Schwäche, Erschöpfung, Betäubung, Atonie −59.
Penicillinum	Als Zwischenmittel in Pneumoniefällen bei Kindern nach Antibiotikabehandlung, auch Hep, Nat-s,Thuj −27.
Phellandrium aquaticum	Lymphatische Konstitution, Reaktion schwach und unvollkommen −80.
Petroleum	Ein Zwischenmittel bei Gonorrhoe, wenn der Blasenhals betroffen ist −42.
Phosphorus	Reaktionsmittel besonders beim diabetischen Gangrän, auch Asaf, Calc, Fl-ac, Sulph, Thuj −101. Psychiatrische und neurologische Störungen −112; schweres azetonämisches Ebrechen, mit Senn als Zwischenmittel −5. Phos ist Zwischenmittel für Calc, Caust → 64. Zwischenmittel für Phos: Ars, Carb-an, Hep, Nux-v, Sil → 64.
Phosphoricum acidum	Erschöpfung mit Reaktionsmangel −108. Reaktionsmangel in der Rekonvaleszenz, auch Cast −19, Zinc − 53,59. Länger andauernde Pneumonie mit mentalen Symptomen und Reaktionsmangel −53. Schwäche, Reaktionsmangel, benommener Zustand mit Kraftlosigkeit, mentale Schwäche und ein Gefühl, als ob die Wirbelsäule nachgeben würde −53. Zwischenmittel für Ph-ac: Bell − 64.
Plumbum metallicum	Langsame Reaktion −59.

Psorinum

Im Symptomenkomplex von Psor bessern Mittel nur kurz. Es kommt danach zu einer Veränderung der Symptome, und ein neues Mittel muß gewählt werden. Es ist ein Zustand schwacher Reaktion −53.

Psorische Manifestationen sind, wenn es bei chronischen Krankheiten zu Reaktionsmangel kommt, gut gewählte Mittel unwirksam sind oder nicht dauerhaft bessern; auch wenn Sulph angezeigt ist, aber nicht bessern kann − 83.

Klärt verwirrende Fälle −83.

Reaktionsmangel auf gut angezeigte Mittel −2.

Reaktionsmangel nach schwerer,akuter Krankheit −20.

Reaktionsmangel bei Exanthemen −19.

Reaktionsmittel,wenn gut gewählte Mittel versagen -74,101; durch psorische Hemmung der vitalen Reaktion, wenn Sulph versagt −81.

Denkt an alle frierenden Mittel, in denen der Patient eine erniedrigte Vitalität hat: Calc, Lyc, Phos, Phos-ac, Sep, Sil. Dies sind die Fälle, in denen eine Zwischengabe von Psor erforderlich sein kann −116.

Reaktionsmangel nach akuten oder schwächenden Krankheiten −108.

Reaktionsmangel bei chronischen Krankheiten −42.

Schmutzige, verwahrloste Menschen, die zu Ausschlägen neigen −2.

Krankhafte Veränderungen mit Reaktionsmangel −115.

Reaktionsmangel bei schweren Krankheiten −68.

Reaktionsmangel mit immer stärker werdenden Frostigkeit −108.

Reaktionsförderndes Mittel in chronischen Fällen −59.

Reaktionsmittel bei Dysenterie, wenn gut angezeigte Mittel versagen, auch Tub −56.

Patienten leiden unter Drüsen- und Hautaffektionen, die nicht auf gut gewählte Mittel reagieren −42.

Reaktionsmittel, wenn gut gewählte Mittel unwirksam sind −74,101.

Wenn die Psora die Wirkung von gut gewählten Mitteln verhindert, besonders in chronischen Fällen −85.

Reaktionsmangel bei frostigen, psorischen Personen und solchen, die an ihrer Genesung zweifeln −71.

Als Zwischenmittel in chronischen Krankheiten und verzögerter Rekonvaleszenz −103.

Zwischenmittel bei Enuresis, wenn gut gewählte Mittel versagen −14.

Akute Tonsillitis, nach Bar-m, als Zwischenmittel −116.

Cholera infantum; in den frühen Tagen kommt es oft zu furchtbar stinkendem, schleimigem, unverdautem Stuhl, Erbrechen und anhaltender Schwäche, das ganze Kind hat einen stinkenden Geruch, ist schmutzig, Nase einge-

Psorinum

sunken, eingesunkenes Aussehen. Psor verursacht Reaktion und Heilung oder bringt das Kind in einen solchen Zustand, daß ein einfaches Mittel die Heilung vollenden kann −53.

Hauptzwischenmittel für das psorische Miasma −59.

In skrofulösen Fällen ist es ratsam, Psor als Zwischenmittel in hoher Potenz einzusetzen −101.

Starke Schwäche und Reaktionsmangel auf alle Therapien, psychische und medikamentöse; nach einer akuten Krankheit oder unterdrückten Ausschlägen −107.

Psorische Konstitution, Mittel erfolglos, Reaktionsmangel nach Krankheiten −80.

Reaktionsmangel −42.

Reaktionsmangel durch Intoxikation bei frostigen Patienten −108.

Tiefgreifende Hemmung mit Reaktionsmangel − 115.

Wichtiges Zwischenmittel in der Behandlung von Fibroiden. Fälle von Cholera infantum, die nicht sofort auf gut gewählte Mittel ansprechen, die Kinder haben eine graugelbe Hautfarbe mit teilweise entwickelten Eruptionen auf der Stirn und der Brust, ständig ängstlich und besorgt; hartnäckige Lienterie und Cholera infantum, die auf kein Mittel anzusprechen scheinen; Stuhl sehr dünn und wässrig, schmutzig grün, aashafter Geruch, Kind sehr ängstlich. Ein wichtiges Zwischenmittel in der Behandlung von Fibroiden −59.

Pulsatilla nigricans

Pulsatilla-Patienten könnten im mittleren Alter Graph oder Sep gebrauchen, auch benötigen sie oft Nux-v als Zwischenmittel −48.

Reaktionsmittel bei endokrinen Störungen −11.

Beschwerden bei jungen, schüchternen, sanften Mädchen, als Zwischenmittel bei Tuberkulose mit Kavernenbildung −5.

Bei nachlassender Wirkung von Arg-n kann Puls als Zwischengabe helfen −42,85,86.

In manchen Fällen kann es bei richtigem Einsatz mit Nux-v gewechselt werden, um die Empfindlichkeit zu aufzuheben −64.

In seltenen Fällen von Übererregbarkeit des Nervensystems wird man Asar, Chin, Ign, Teucr oder Valer in ähnlicher Weise einsetzen − dann nämlich, wenn diese Mittel besser mit dem Gesamtzustand übereinstimmen −64.

Puls ist Zwischenmittel für: Calc, Caust, Rhus-t, Sep, Sulph → 64.

Zwischenmittel für Puls: Ars, Bry, Chin, Nux-v, Rhus-t, Sulph → 64.

Pyrogenium	Chronische Beschwerden, die auf septische Zustände zurückgeführt werden können: Sezierwunden, Vergiftung durch Klärschlamm, Vergiftung durch Leichengift, puerperales Fieber, Beschwerden nach Fehlgeburt, nach typhoidem Fieber, Diphtherie, chronischer Malaria, wenn die best gewählten Mittel nicht erleichtern oder dauerhafte Heilung bewirken können, besonders bei latenten Eiterprozeßen –59,83. Wenn die best gewählten Mittel nicht erleichtern oder dauerhaft heilen, ist Pyrog angezeigt –2, 29, 7. Wenn die bestgewählten Mittel versagen oder nicht dauerhaft helfen in Fällen von Septikämie, Pyämie und Erysipel, der Patient erleidet ständig Rückfälle nach dem offensichtlichen Simillimum. Wenn die bestgewählten Mittel versagen oder nur palliativ wirken –59.
Radium bromatum	Reaktionsmangel bei Ulzera –108. Reaktionsmittel, um die Reaktion des Systems bei Krebs zu steigern –32. Behindert nicht die Wirkung anderer angezeigter Mittel, sondern scheint im Gegenteil ihre Wirkung zu steigern -32,177, 7, und wird sich unzweifelhaft als Zwischenmittel von großem Wert beweisen – 32. Rad-br, Syph und X-ray sind die Hauptzwischenmittel des syphilitischen Miasmas –59.
Rhododendron	Zwischenmittel für Calc –64.
Rhus toxico-dendron	Zwischenmittel für: Bry, Caust, Puls → 64. Zwischenmittel für Rhus-t: Bry, Puls, Tarax → 6, Nux-v -35.
Sabadilla officinalis	Chronische Sinusitis mit Niesen, nach Tub oder Bac als Zwischenmittel –27.
Sabina	Zwischenmittel für Sec –64.
Sarsaparilla officinalis	Reaktionsförderndes Mittel in chronischen Fällen –55. Geeignet für alte Syphilitiker, deren Beschwerden mit Merc unterdrückt wurden; Geist und Körper in schlechtem Zustand, lähmende Schwäche der unteren Extremitäten, keine Ausdauer, Herzklopfen bei Anstrengung, Atemnot bei kleinster Anstrengung, immer müde, Geschwüre hier und da am Körper, die Haut ist schlaff und Sitz vieler Beschwerden nachts. Knochenschmerzen, schlimmer nachts. Sars antidotiert Merc und führt zu Reaktionen –53. Zwischenmittel für Calc –64.

Scarlatinum	Als Zwischenmittel in Fällen, die einem Scharlachanfall folgten –*105*. Als Zwischengabe nach Tell. Bei chronischer Ottorhoe nach Scharlach –*65*.
Scirrhinum	Bluthochdruck bei Patienten,bei denen Carc konstitutionell angezeigt ist; Zwischenmittel in der Krebsbehandlung, auch Tub und Med; Masturbation bei Kindern –Med. Zwischenmittel bei Hodenkrebs –*14*.
Secale cornutum	Wunden heilen langsam, langsame Reaktion –*59*.
Senega	Es hat gelegentlich Pleuropneumonie geheilt, wenn es zu einer extremen Erschöpfung wie bei Phos oder Ars kam. In solchen Fällen konnte Seneg eine Reaktion verursachen –*53*.
Senna	Als Zwischenmittel bei azetonämischem Erbrechen –*5*.
Sepia officinalis	Man sollte daran denken, wenn der Fall durcheinander oder unklar ist-*78*. Reaktionsmittel bei endokrinen Störungen –*11*. Ergänzt die Wirkung von Kali-c auf die Verdauungsorgane und ist auch ein Zwischenmittel für rheumatische und entzündliche Symptome –*74*. Reaktionsmittel bei Störungen des zentralen Nervensystems –*11*. Kann als Zwischenmittel bei chronischen Erkrankungen der Lunge eingesetzt werden –*3*. Zwischenmittel für: Calc, Caust, Sil → *64*. Zwischenmittel für Sep: Carb-v, Caust, Ign, Puls, Sulph → *64*.
Silicea terra	Sil kann durch seine Wirkung auf die Atemwege bei purulenter Bronchitis mit stinkendem, reichlichem Auswurf oder anhaltender Pneumonie als Reaktionsmittel und Zwischenmittel eingesetzt werden –*103*. Träge Reaktion bei Eiterungen –*7*. Erkältungen brechen nicht durch – *83* Alte Katarrhe, nachdem Caps eine Reaktion bewirkt hat -*56*. Reaktionsmangel allgemein nach Konfrontation mit körperlicher oder psychischer Aggression –*116*. Reaktionsmangel nach akuten oder schwächenden Krankheiten –*108*. Als Zwischenmittel reaktiviert Sil die Wirkung von Calc-f -*74*. Atrophie der Kinder, Sil kann manchmal eine Reaktion bewirken, wenn Calc und Sulph versagen – *44*. Reaktionsmittel für alte Katarrhe –*56*.

Silicea terra (Forts.)	Reaktionsmangel auf körperlicher Ebene nach Krankheit-107, Sehstörungen −14. Die Wirkung von Berb (auch Berb-a) kann nach einigen Wochen erschöpft sein. In diesem Fall können Ars, Sil, Staph oder Thuj als Zwischenmittel benötigt werden -103. Zwischenmittel für: Calc, Lach, Phos, Sulph → 64. Zwischenmittel für Sil: Calc, Hep, Sep, Sulph → 64.
Spongia	Zwischenmittel für Hep −64.
Squilla	Anaphylaktischer Keuchhusten nach Masern oder Blutverlust, die Milz ist beeinträchtigt, und das System kann nicht auf ein neues Virus reagieren −59.
Stannum metallicum	Tuberkulose, als Zwischenmittel bei Kavernenbildung −5.
Staphysagria	Die Wirkung von Berb (auch Berb-a) kann nach einigen Wochen erschöpft sein. In diesem Fall können Ars, Sil, Staph oder Thuj als Zwischenmittel benötigt werden -103.
Stellaria media	Synoviale Reaktion −108.
Stramonium	Fieber bei Kindern, die unter Wurmbefall leiden und das Fieber dadurch remittierenden Charakter hat −29. Reaktionsmangel bei Exanthemen −19. Zwischenmittel für Bell −64.
Streptococcinum	Zwischenmittel bei Mandelentzündung, mit hohem Fieber −14.
Strontium carbonicum	Als Zwischenmittel, besonders nach Aur −74. Reaktionsmangel bei Krebsaffektionen −32.
Sulphur	Wenn scheinbar gut gewählte Mittel den Patienten nicht erleichtern und keine Symptome für ein passenderes Mittel gefunden werden können, kann Sulph tief in den Körper eingreifen und die Mittelwirkung verbessern. Dies wird durch Erfahrung bewiesen und man wird beobachten können, auch wenn ein Fall nicht klar Sulph anzeigt, daß seine Verabreichung jedoch sehr mit der darunterliegenden Veranlagung übereinstimmt (und die Psora ist so häufig das darunterliegende Miasma), und es sorgt für eine bessere Wirkung der Mittel. −53. Sulph kann als zentrales Mittel in der homöopathischen Materia Medica bezeichnet werden, denn sein therapeut. Bereich umfaßt praktisch das gesamte Feld aller menschlicher Beschwerden.

Sulphur (Forts.)

Obwohl es bei akuten Krankheiten nur begrenzt einsetzbar ist, ist eine Heilung chronischer Krankheiten ohne Sulph als wahres konstitutionelles Similimum oder als Zwischenmittel selten zu vollbringen –43.

Es ist oft von großem Wert zu Beginn der Behandlung einer chronischen Krankheit und am Ende einer akuten; oder wenn die Reaktion ungenügend ist, wenn das sorgfältig gewählte Mittel versagt –83.

Remittierendes oder kontinuierliches Fieber, wenn die trockene, heiße Haut vorhanden ist, die Unruhe und Angst etwas nachgelassen haben,aber keine Schweißausbrüche Erleichterung bringen, die Temperatur über Tage nicht sinkt und keine Reaktion auf Acon erfolgte –43.

Eine sehr wichtige Indikation von Sulph ist eine schwache Reaktion des Körpers, wenn ein sorgfältig gewähltes Mittel nicht wirkt, besonders in chronischen Fällen, Sulph ist hier ein Reaktionsmittel par excellence – 62.

Reaktionsmittel bei Infektionen –59.

Reaktionsmangel bei Exanthemen –19

Reaktionsmangel nach akuten oder schwächenden Beschwerden – 108.

Reaktionsmittel des psorischen Miasmas –33.

Reaktionsmittel, wenn die Psora die Heilung hemmt –101.

Die Patienten (die in Bergwerken arbeiten) sehen wie Sulphur-Patienten aus; sie haben das Aussehen, auch wenn ihre Symptome lokalisiert sind und ein anderes Mittel anzeigen, wird man keine gute Wirkung von diesen Mitteln erwarten können, bis ihnen eine Gabe Sulph verabreicht wurde, nach der die Besserung eintritt –53.

Reaktionsmangel auf homöopathische Mittel, auch wenn sie angezeigt sind –33.

Zwischenmittel, wenn gut gewählte Mittel nicht wirken, Konstitutionsmittel bei allen Bluterkrankungen –101.

Tuberkuläre Meningitis, wenn Apis keine Reaktion hervorrufen kann, besonders bei skrofulösen Kindern –42.

Wenn eine Besserung unter Sil stagniert, wird eine oder zwei Gaben Sulph die Reaktion auf Sil wieder in Gang bringen und die Heilung vervollständigen –31.

Sulph ist bei jeder Erkrankung wertvoll, akut und chronisch, bei der eine Besserung stehenbleibt oder ein Rückfall droht –84.

Reaktionsmittel, wenn die angezeigten Mittel unwirksam sind, besonders bei akuten Zuständen –55,85.

Träge Zustände mit unvollkommener Reaktion –86.

Träge Zustände bei Typhoid mit Reaktionsmangel –96.

Als Zwischenmittel, wenn ein Tonsillarabszeß eitert und Sil nicht heilen kann –52. Beim Glaukom, hohem Fieber, Akne, Konvulsionen → 14.

Sulphur (Forts.) Bei anderen Eiterungsprozessen, bei denen Sil nicht mehr wirkt, wird eine Gabe Sulph die Reaktion wieder anregen, z. B. bei Abszessen oder Karbunkeln −42.

Beschwerden durch Wurmbefall bei Kindern, die nicht gerne baden, wenn die bestgewählten Mittel erfolglos sind − 102.

Zwischenmittel, besonders wenn die Ursache hereditär ist. -14.

Kann eingesetzt werden, wenn die scheinbar angezeigten Mittel nicht die erwartete Wirkung zeigen −48 oder die Psora die Wirkung der Mittel behindert −101, besonders bei akuten Krankheiten, Psor bei chronischen −85.

Reaktionsmittel, wenn der Körper mit chronischen Vergiftungen belastet ist − 38.

Zwischen- und Reaktionsmittel bei Gonorrhoe − Med → 101.

Oft nützlich, um die reaktiven Kräfte des Körpers zu fördern, wenn gut gewählte Mittel keine günstige Wirkung erzielen −55,101; besonders bei akuten Erkrankungen −55.

Hydrothorax, geschwollene Knie, Pleuritis, wenn die Wirkung von Apis erschöpft scheint − 116.

Als Zwischenmittel, wenn Sil versagt −42.

Panaritium, wenn Apis unvollständig wirkt −42.

Reaktionsmittel bei Pneumonie − 38.

Reaktionsmittel bei Rachitis − 86.

Zwischenmittel, wenn die Wirkung von Berb stagniert − 74.

Reaktionsmangel durch Autointoxikation, auch Therapieresistente.

Bei gereizter Form von Verstopfung kann Bry mit Nux-v nach einer Zwischengabe von Sulph folgen −10.

Als Zwischenmittel bei Pocken mit Erbrechen oder drohenden Blutungen − 41.

Lungenaffektionen, besonders der linken, Atelektase − 31.

Als Zwischenmittel, wenn tonsilläre Abszesse zu eitern beginnen und Sil nicht hilft , auch, wenn Sil in anderen Fällen versagt. In Eiterungsprozessn, wenn die Sil-Wirkung nachläßt, kann eine oder zwei Sulph-Gaben die Reaktion wieder anregen, z. B. bei Abszessen und Karbunkeln → 42.

Als Zwischenmittel bei Bleichsucht − 86.

Als Zwischenmittel, wenn die Wirkung von Berb stagniert − 74.

Als Zwischenmittel bei Lähmungen, wenn die Besserung unter Apis zeitweilig abnimmt −42.

In skrofulösen Fällen ist es ratsam, eine Hochpotenz von Sulph als Zwischenmittel zu verabreichen −101.

Typhoid, wenn Apis nicht sofort wirkt, eine Zwischengabe von Sulph scheint häufig zu helfen −81; Pleuritis mit Erguß, wenn die Wirkung von Apis erschöpft ist −116.

Sulphur (Forts.)	Krampfadern mit Geschwürsbildung, als Zwischenmittel, wenn andere nicht wirken −37.
	Eine Zwischengabe Sulphur kann in schweren Pneumoniefällen, die sich nicht klären, eine Reaktion anregen. Es sind Fälle, in denen man Indikationen für ein Mittel bekommt, welches auch kurzfristig bessert. Dann zeigen die Symptome ein weiteres Mittel an, welches wiederum etwas bessert, bis man schließlich gar keine Indikationen mehr für irgendein Mittel hat und doch fühlt sich der Patient noch nicht wohl. −59.
	Eine Gabe Sulphur steigert oft die Wirksamkeit von Zincph bei Neurasthenie −90.
	Ohne Sulph als Konstitutions- oder Zwischenmittel kann selten ein chronischer Fall beendet werden −43.
	Sulph als Zwischengabe hilft der Wirkung von Ferr bei Bleichsucht −101.
	Ist das beste Zwischenmittel bei Keuchhusten, besonders nach Drosera, auch Verat −55.
	Allgemeine Schwäche mit Reaktionsmangel, auch Am-c, Carc, Laur, Op, Valer −80.
	Reaktionsmittel bei Analfisteln −59.
	Zwischenmittel für: Arn, Ars, Bell, Bry, Calc, Caust, Cham, Dios, Kali-c, Merc, Nux-v, Puls, Sep, Sil → 64.
	Sulph ist ein sehr nützliches Mittel, wenn ein Patient nach einer langen Krankheit nicht mehr reagiert, die Ursache ist in einem psorischen Zustand zu sehen −53.
	Sulph wird die konstitutionellen Stadien klären, wenn die Mittel nicht den ganzen Fall abdecken können, da sie nicht tief genug wirken −53.
	Sulph ist ein sehr nützliches Mittel, wenn ein Patient nach einer langen Krankheit aufgrund seiner psorischen Veranlagung keine Reaktion auf verabreichte Mittel entwickeln kann − 53.Wenn eine Pneumonie das erste Stadium normal durchläuft und dann stationär wird, dieser Reaktionsmangel weist auf Sulph hin −59.
	Zwischenmittel für Sulph: Calc, Caust, Kreos, Merc, Nux-v, Psor → 64, Puls 59.
Sulphuricum acidum	Zwischenmittel für Arn -64.
Sulphur jodatum	Als Zwischenmittel, wenn der Ohrausfluß stinkt −19, 101.
	Reaktionsmittel bei Adenitis −86.
	Reaktionsmangel und Schwäche -53,59.
Sulphurosum acidum	Wenn die best gewählten Lungenmittel nicht wirken −59.

Syphilinum	Reaktionsmittel bei Leber- und Gallenblasenerkrankungen, wenn der Fall hängt und die Fortschritte unbefriedigend sind –59. Reaktionsmittel bei hereditärer und Therapie resistenter Syphilis –74. Wenn Tub sich als falsch oder unwirksam erweist, kann Syph manchmal eine Reaktion anregen –116. Reaktionsmittel des syphilitischen Miasmas –59. Verursacht gelegentlich eine Reaktion bei granulärer Pharyngitis, die sich als Therapie resistent bewies und eine syphilitische Geschichte hatte. Dasselbe gilt für wiederkehrende Iritis, nicht unbedingt syphilitischen Ursprungs –116. Wenn Tub versagt, kann Syph mit gutem Erfolg folgen und eine Reaktion verursachen –17,83. Zwischenmittel bei Schwachsinn, wenn Tub und Bar-c nicht vollständig heilen oder sich als uneffektiv herausgestellt haben, auch Zwischenmittel zusammen mit Stram und Bar-c bei zurückgebliebenen Kleinkindern. Zwischenmittel bei stolperndem Gang → 14. Bei syphilitischer Vorgeschichte, besonders der Eltern, kann eine Gabe Syph während einer Behandlung benötigt werden. Wenn der Patient eine eigene syphilitische Geschichte hat, trotz negativem Wassermanntest, kann Syph ebenfalls gelegentlich von diesem Patienten gebraucht werden –59. Auch als Zwischenmittel bei verkümmerten Zähnen, Knochenprozeßen, Periostitis, Ulzera, wie bei der hereditären Syph –74. Bei Gonorrhoe als Zwischenmittel, auch in syphilitischen Fällen als Zwischenmittel –14,74. Als Zwischenmittel bei Bluthochdruck –86. In chronischen Fällen, wenn die Reaktion schwach ist und die angezeigten Mittel nur teilweise Erleichterung schaffen, besonders bei hereditärer Neigung zu Alkoholismus oder syphilitischer Grundlage –83. Alopezia areata, als Zwischenmittel –65. Zwischenmittel bei Sichelzellanämie –59. Rad-br, X-ray und Syph sind die Hauptzwischenmittel für das syphilitische Miasma –59.
Taraxacum	Zwischenmittel für Calc, Lyc, Rhus-t –64.
Tarentula cubensis	Wenn der Tod unausweichlich ist, Ars, Carb-v, Lach, Lyc trotz scheinbarer Indikation nicht länger wirken –59.
Tarentula hispanica	Reaktionsmangel bei hysterischen Patienten von verschlagenem Wesen –71.

Teucrium	Gereizt und überempfindlich; durch Medikamentenmiß-brauch und wenn Mittel nicht wirken −83.
	Reaktionsmangel nach Medikamentenmißbrauch −108.
	Wenn zu viele Mittel einen Zustand der Überempfindlich-keit verursacht haben und die angezeigten Mittel nicht wirken −59,80.
	Reaktionsmangel gegen Mittel −31 .
Theridion curassavicum	Wenn angezeigte Mittel nicht lange wirken −17.
	Als Zwischenmittel bei Hyperthyreose − 103.
	Wenn die best gewählten Mittel nicht wirken, besonders bei Karies und Nekrosen −83.
Thuja occidentalis	Manchmal ist es unmöglich, chronische Fälle ohne Thuj zu heilen, wenn die Symptome sich bis zu einem be-stimmten Punkt bessern, dann jedoch immer wiederkeh-ren, und der Ursprung der Erkrankung auf eine Impfung zurückgeführt werden kann. Thuj wird im allgemeinen ei-nen tiefen Reiz ausüben, der zur Heilung führt −56.
	Vakzinose kann die Wirkung von Tub hemmen, bis Thuj verabreicht wird, danach wirkt es ausgezeichnet −12, 17, 23.
	Am Beginn einer allgemeinen Atrophie, als Zwischenmit-tel −23.
	Reaktionsmittel beim diabetischen Gangrän − 101.
	Reaktionsmittel bei Störungen des Mineral- und Wasser-haushalt im Körper − 76.
	Hauptzwischenmittel des sykotischen Miasmas − 113.
	Zwischenmittel bei Pneumoniefällen von Kindern, die nach einer Antibiotikabehandlung auftreten − 27, Asthma − 14.
	Die Wirkung von Berb (auch Berb-a) kann sich nach eini-gen Wochen erschöpfen, Zwischenmittel wie Ars, Sil, Staph oder Thuj können gebraucht werden − 103.
	Zwischenmittel für: Ant-c, Ant-t, Calc, Caps, Caust, Cham, Dulc, Euphr, Hep, Jod, Lach, Lyc, Merc, Nit-ac, Nux-v, Ph-ac, Ran-b, Sabal, Sars, Sec, Sep, Sil, Staph, Sulph → 64.
Thyroidinum	Reaktionsmittel bei strömenden Blutungen, wenn ange-zeigte Mittel versagen −47.
	Reaktionsmittel bei chronischen Erkrankungen in der Fa-miliengeschichte −47.
	Als Zwischenmittel bei Hyperthyreose −103.
	Erleichtert latente Fälle von Schwindsucht −85.
	Tiefsitzende chronische Komplikationen: es öffnet Blocka-den und führt zu einem leichten Heilungsweg −59.

Tuberculinum bovinum

Wenn ein gut gewähltes Mittel gewirkt hat und doch ein Zusammenbruch droht, die gut gewählten Mittel die Besserung durch die vitale Schwäche und tiefsitzenden Anfälligkeiten nicht aufrechterhalten können, kann Tub manchmal von großem Nutzen sein −53.

Reaktionsmittel bei Knochenschmerzen −38.

Reaktionsmittel, besonders bei tuberkulösen Zuständen in irgendeinem Organ, wenn gut gewählte Mittel nicht die erwünschte Wirkung zeigen −74.

Wenn nach fortgeschrittener Behandlung eine Besserung eintrat, die aber nicht von Dauer war, ist Tub ein verlässliches Zwischenmittel, um den Heilungsprozeß wieder in Gang zu bringen −101.

Als Zwischenmittel bei Exanthemen −86, besonders nach Psor −59.

Als Zwischenmittel bei chronischer Appendizitis −86, Choroiditis −14.

Wird häufig als Zwischenmittel benötigt −48.

Als Zwischenmittel -116; Asthma mit respiratorischen Affektionen in der Eigenanamnese − 59; Schwindsucht, wenn Sulph nicht erleichtert oder dauerhaft heilt − 2; Ängstlichkeit im Abdomen und Magen und heißhungriges Gefühl, wenn Sulph oder Psor nicht wirken − 85; morgendliche Diarrhoe, wenn die Anfälle plötzlich auftreten und nötigend sind, nach Versagen von Sulph − 29; Grippe, wenn Sulph versagt − 104; Lungenaffektionen − 81; akute zerebrale oder basilare Meningitis mit drohendem Erguß, nächtlichen Halluzinationen, erwacht mit Schrecken aus dem Schlaf, schreiend, wenn Sulph trotz guter Indikation versagt; konstitutionelle Krankheiten, wenn Sulph, Merc und auch Thuj unwirksam sind − 92; In einigen tuberkulösen Stadien wird Sulph von jedem Mittel der Materia Medica gefolgt, und besonders durch fast jedes Antipsorikum −2.

Als Zwischenmittel, besonders nach Pulsatilla −38.

Bei geschwächten Menschen, bei denen man mit anderen Mitteln keine Resultate erzielen kann, wird Tub oft gute Arbeit leisten −57.

Jedes der heißblütigen Mittel könnte eine Zwischengabe von Tub benötigen. Ein akuter Apis-Fall z. B. braucht oft eine Gabe Tub während der Rekonvaleszenz, auch bei Arg-n, Bar-m, Ars-j, Calc-p, Calc-s, Nat-Salze, Sulph oder Puls; auf jeden Fall, wenn Tuberkulose in der Familienanamnese, nicht in der eigenen, vorkam und wenn die Patienten frostig sind. Ungeachtet der Frostigkeit reagieren sie sehr gut auf eine Gabe Tub, besonders Puls- und Sil-Typen −116.

Als Zwischenmittel bei Leukodermatikern −59,109.

| **Tuberculinum bovinum** (Forts.) | Kann als Zwischenmittel bei Pneumonie –2,34, eingesetzt werden, wenn Psor, Sulph oder die bestgewählten Mittel nicht erleichtern oder dauerhaft bessern können –2. |

Wenn andere Polychreste nur kurz wirken und sie häufig gewechselt werden müssen –111.

Als Zwischenmittel besonders bei Asthma –59, zurückgebliebene Kinder –14.

Hauptzwischenmittel des tuberkulinischen Miasmas –59.

Zwischenmittel bei Sichelzellanämie –59.

Die Symptome ändern sich ständig, beginnen plötzlich und verschwinden plötzlich; oder sind von verwirrender Natur, und gut gewählte Mittel bewirken nichts –83.

Einige der hartnäckigsten Fälle von intermittierendem Fieber werden wiederkehren und immer wieder Rückfälle verursachen, auch wenn Sil und Calc und die tiefer wirkenden Mittel angezeigt sind, gut gewirkt haben, das Fieber gestoppt haben und doch nach einigen Wochen durch Erkältung, Sitzen im Luftzug, durch Schwächung, mentale Anstrengung, Überessen und Magenbeschwerden kehrt dieses Übel zurück. Jeder dieser Umstände wird diese hartnäckigen Fälle von intermittierendem Fieber wieder aufleben lassen, wenn Tub gebraucht wird – 53.

Wenn der Zustand eines Patienten schwindsüchtig zu werden droht und er sich in einer Streßsituation befindet, wird das intermittierende Fieber wieder auftreten. Seine Konstitution ist schwach, und er leidet unter Rückfällen seiner Beschwerden.

Gut angezeigte Mittel wirken nicht lange, auch wenn anfangs die Wirkung positiv war – das Mittel muß gewechselt werden –veränderliche Symptome – 53.

Wenn ein Mittel gut gewirkt hat, die Konstitution jedoch schwach ist und zum Zusammenbruch neigt, die Mittel aufgrund der vitalen Schwäche und tief sitzender Tendenzen nicht wirken, dann passt das helfende Mittel häufig in die Gruppe gegen eine beginnende Tuberkulose, auch wenn keine pathologischen Anzeichen für diese Erkrankung vorhanden sind – 53.

Wenn Tub versagt, folgt oft mit gutem Erfolg Syph als Reaktionsmittel – 83.

Als Zwischenmittel für Sulph – 116.

| **Tuberculinum koch** | Kann als Zwischenmittel bei adenoiden Gewächsen eingesetzt werden –86. |

Reaktionsträge und symptomarme Grippefälle. Eine Zwischengabe von Tub ist in Fällen von großer Hilfe, wenn der Husten trotz guter Verschreibung bestehen bleibt. Wenn die scheinbar angezeigten Mittel nur kurzfristige Besserung bewirken und beim erneuten Auftreten des

Tuberculinum koch	Zustands ein anderes Mittel angezeigt ist. Bei diesen schwankenden Fällen kann Tub hervorragende Resultate bringen, vorausgesetzt auch andere Symptome weisen auf Tub −59.
Tuberculinum residuum	Bei einem Patienten, der sich von einem Tuberkulosean-fall erholt hat, aber immer noch unter dem Einfluß des tuberkulären Toxins zu leiden hat. Die Reaktion des Kör-pers auf das Toxin besteht bei diesen Patienten im allge-meinen in der Ausbildung einer Arthritis, die wiederum zu fibrinösen Bildungen führt, Verhärtungen um die Ge-lenke herum und Sehnenverkürzungen. Durch potenzier-tes Tub kann in solchen Fällen der Körper angeregt wer den, Symptome zu produzieren, die Rhus-t anzeigen −111. Als Zwischenmittel bei Kindern mit Enuresis −59.
Vaccinum	Als Zwischenmittel bei Husten während Tuberkulose −14.
Valeriana officinalis	Reaktionsmangel bei nervösen Affektionen, auch Mosch − 81. Hysterie, Überempfindlichkeit, nervöse Affektionen, wenn scheinbar gut gewählte Mittel versagen −17. Sich widersprechende und wechselnde Zustände mit Re-aktionsmangel −80. Allgemeine Schwäche mit Reaktionsmangel, auch Am-c, Carc, Laur, Op, Sulph −80. Reaktionsmangel bei Nervenerkrankungen −42, auch Ambr, Cupr −106. Reaktionsmangel −83. Reaktionsmangel auf homöopathische Mittel bei äußerst sensiblen Menschen, in denen die Intellektualität vor-herrscht 71. Zwischenmittel für Valer: Puls (in chronischen Fällen), in seltenen Fällen bei übererregtem Nervensystem: Asar, Cham, Chin, Ign, Teucr → 64.
Variolinum	Als Zwischenmittel in Verbindung mit dem angezeigten Mittel bei Pocken, verkürzt die Zeitspanne des Leidens − 27. Ist gelegentlich als Zwischenmittel unentbehrlich, wenn andere Mittel unwirksam sind − 39.
Veratrum album	Morgendliche Übelkeit, wenn Ant-t nicht wirkt −32. Pleuropneumonie mit Kollaps und Entkräftung, allge-meine Kälte und kalter Schweiß, besonders auf der Stirn, um eine Reaktion zu produzieren −81. Sehr nützlich als Zwischenmittel beim Addisonsyndrom -86 Ist das geeignetste Zwischenmittel bei Keuchhusten, be-sonders nach Drosera, auch Sulph −55.

143

Veratrum album (Forts.)	Menschen, denen immer kalt ist und einen Mangel an vitaler Reaktion haben −27. Zwischenmittel für Drosera −64.
X-Ray	Angezeigte Konstitutionsmittel können vielleicht nicht den gewünschten Erfolg bewirken, während die Wirkung von X-ray Folgen im Heilungsverlauf zeigt, die an ein Wunder grenzen −35. Reaktionsmangel beim syphilitischen Miasma −59. Als Zwischenmittel nach Bestrahlung −45. Unterdrückung von Hautausschlägen jeglicher Art, von Krätze bis Psoriasis, kann als wertvolle Indikation für X-ray dienen, wenn die angezeigten Mittel den Zustand vor der Unterdrückung nicht hervorbringen können −35. ... Bei vielen chronischen Beschwerden versuchen und erwarten wir, die Symptome vor der Unterdrückung wieder herauszubringen, aber sie tun es nicht ... In solchen Fällen sollten wir an X-ray denken −35. Rheumathoide Arthritis, Osteo-Arthritis, Spondylose, Potts Krankheit usw. mit früherer Röntgenstrahltherapie. Wenn solche Zustände zuvor mit Röntgenstrahlen oder Steroiden behandelt wurden, sprechen sie möglicherweise nicht auf die angezeigten Mittel wie Calc, Caust, Sil, Tub usw. an. Eine Gabe X-ray kann hier die unterdrückten Symptome zurückbringen und sie führen zu der Auswahl des richtig angezeigten Mittels −35. Wann immer verzögerte Heilung von Wunden, Gangräne, Fisteln oder Kavernen auftreten oder wann immer das angezeigte Mittel unwirksam bleibt −59. Reaktionsmangel auf die bestgewählten Mittel, sogar solchen wie Med, Psor, Syph oder Tub −59. Rad-br, X-ray und Syph sind die Hauptzwischenmittel des syphilitischen Miasma −59. Komplexe miasmatische Zustände, besonders wenn sie ausgeprägt sind, sollten die Aufmerksamkeit auf X-ray lenken, wenn andere Konstitutionsmittel durch die geringe Anzahl von Symptomen nicht gut angezeigt werden −35.
Zincum metallicum	Reaktionsmittel bei chronischer Otitis −38. Meningitis, wenn die Reflexe ausfallen −85. Zerebrospinale Meningitis, wenn Hell den Patienten aus dem Bett verhilft, die Rekonvaleszenz fördert und ein Reaktionsmangel auftritt. Er erholt sich nicht, sein Magen ist schwach und erbricht alles, sogar einen Teelöffel Wasser.Wenn diese Entkräftung und Unbewußtheit nicht von Hell erreicht werden kann, geht er in eine tiefe Betäubung über, nichts scheint ihn mehr aus diesem Zustand zu holen, keine Darmtätigkeit mehr und der Urin wird unwillkürlich abgesetzt −53,59.

Zincum metallicum (Forts.)	Reaktionsmangel bei Exanthemen −19. Reaktionsmangel in der Rekonvaleszenz −53,59. Zinc folgt nach Reaktionslosigkeit auf Op −29. Wenn die Konstitution durch defekte Vitalität nicht in der Lage ist, einen Ausschlag herauszubringen −29. Totaler Reaktionsverlust in akuten Affektionen bei Kleinkindern −115. Die Lebenskraft wird durch eine versteckte Ursache so schwach, daß sie nicht mehr reagiert und keine charakteristischen Symptome hervorbringen kann, die zur Verschreibung eines geeigneten Mittels dienen können. Sogar natürliche Ausflüsse wie Schwitzen, Urinabgang, Menses sind beteiligt. Zinc stärkt die Lebenskraft, damit sie gegen die Krankheit ankämpfen und sie heilen kann −27. Unvollkommene Reaktion −43.
Zincum phosphoricum	Trägheit und Reaktionsmangel −53,59.

III.
Anhang

Liste der Arzneimittel mit Abkürzungen

Abrom-a	Abroma augusta	Aq-n	Aqua nucis vomicae
Abrot	Abrotanum	Aral	Aralia racemosa
Absin	Absinthium	Arg-m	Argentum metallicum
Acal	Acalypha indica	Arg-n	Argentum nitricum
Acet-ac	Aceticum acidum	Arist	Aristolochia clematis
Acon	Aconitum napellus	Arn	Arnica montana
Adren	Adrenalinum	Ars	Arsenicum album
Aesc	Aesculus hippocasta-	Ars-br	Arsenicum bromatum
	num	Ars-j	Arsenicum jodatum
Aeth	Aethusa cynapium	Ars-s-f	Arsenicum sulphuricum
Aethyl	Aethylium	Art-v	Artemisia vulgaris
Agar	Agaricus muscarius	Arund	Caps
Agn	Agnus castus	Asaf	Asa foetida
Alet	Aletris farinosa	Asar	Asarum europaeum
All-c	Allium cepa	Astac	Astacus fluviatilis
Aloe	Aloe socotrina	Astra-e	Arundo mauritanica
Alum	Alumina	Atr	Atropinum purum
Ambr	Ambra grisea	Atro-s	Atropinum sulphuricum
Ambro	Ambrosia artemisiae-	Aur	Aurum metallicum
	folia	Aur-j	Aurum jodatum
Am-c	Ammonium carboni-	Aur-m	Aurum muriaticum
	cum	Aur-m-n	Aurum muriaticum
Am-m	Ammonium muriati-		natronatum
	cum	Aza	Azadirachta indica
Am-t	Ammonium tartaricum		
Amor-r	Amorphophallus rivieri	Bac	Bacillinum Burnett
Amyg	Amygdalae amarae	Bapt	Baptisia tinctoria
	aqua	Bar-c	Baryta carbonica
Anac	Anacardium orientale	Bar-j	Baryta jodata
Anan	Anantherum muriati-	Bar-m	Baryta muriatica
	cum	Bar-s	Baryta sulphurica
Anis	Anisum stellatum	Bell	Belladonna
Ant-ar	Antimonium arsenico-	Bell-p	Bellis perennis
	sum	Benz-ac	Benzoicum acidum
Anthraci	Anthracinum	Berb	Berberis
Ant-t	Antimonium tartaricum	Bism-sn	Bismuthum subnitri-
Apis	Apis mellifica		cum
Apisin	Apisinum	Blatta-o	Blatta orientalis
Apoc	Apocynum cannabinum	Borx	Borax veneta

Brom	Bromium	Chlf	Chloroformium
Bry	Bryonia alba	Chlor	Chlorum
Bufo	Bufo rana	Chlorpr	Chlorpromazinum
		Cic	Cicuta virosa
Cact	Cactus grandiflorus	Cimic	Cimicifuga racemosa
Cadm-br	Cadmium bromatum	Cina	Cina maritima
Cadm-s	Cadmium sulphuricum	Cinnb	Cinnabaris
Calad	Caladium seguinum	Cist	Cistus canadensis
Calc	Calcarea carbonica	Clem	Clematis erecta
Calc-ar	Calcarea arsenicosa	Coc-c	Coccus cacti
Calc-cn	Calcarea calcinata	Coff	Coffea cruda
Calc-f	Calcarea fluorica	Colch	Colchicum autumnale
Calc-j	Calcarea jodata	Colchin	Colchicinum
Calc-r	Calcarea renalis	Coll	Collinsonia canadensis
Calc-p	Calcarea phosphorica	Cond	Condurango
Calc-s	Calcarea sulphurica	Con	Conium maculatum
Calc-sil	Calcarea silicata	Conv	Convallaria majalis
Calen	Calendula officinalis	Cop	Copaiva
Camph	Camphora officinalis	Cory	Corydalis formosa
Cann-i	Cannabis indica flavum	Crat	Crataegus oxyacantha
Cann-s	Cannabis sativa	Crot-h	Crotalus horridus
Canth	Cantharis vesicatoria	Crot-t	Croton tiglium
Caps	Capsicum annuum	Cupr	Cuprum metallicum
Carb-ac	Carbolicum acidum	Cupr-ac	Cuprum aceticum
Carb-an	Carbo animalis	Cupr-ar	Cuprum arsenicosum
Carbn-o	Carboneum oxygenisa-tum	Cupre-l	Cupressus lawsoniana
		Cupr-o	Cuprum oxydatum nigrum
Carb-v	Carbo vegetabilis		
Carc	Carcinosinum	Cycl	Cyclamen europaeum
Carci	Carciniminum		
Carc-ad	Carcinosinum adeno-stom	Dig	Digitalis purpurea
		Dig-la	Digitalis lanata
Card-m	Carduus marianus	Dios	Dioscorea villosa
Castm	Castoreum canadense	Diph	Diphtherinum
Caul	Caulophyllum thalic-troides	Dol	Dolichos pruriens
		Dros	Drosera rotundifolia
Caust	Causticum	Dulc	Dulcamara
Cham	Chamomilla	Dys	Bacillus dysentariae (Bach)
Chel	Chelidonium majus		
Chin	China officinalis		
Chinin-ar	Chininum arsenicosum	Echi	Echinacea angustifolia
Chinin-s	Chininum sulphuricum	Elat	Elaterium officinarum
Chinin-sal	Chininum salicylicum	Epig	Epigea repens

149

Equis-a	Equisetum arvense	Hydrobr-ac	Hydrobromicum acidum
Ergot	Ergotinum	Hyos	Hyoscyamus niger
Erig	Erigeron canadense	Hyper	Hypericum perforatum
Eucal	Eucalyptus globulus		
Euph	Euphorbium officina-rum	Iber	Iberis amara
Euon	Evonymus europeus	Ign	Ignatia amara
		Indg	Indigo tinctoria
Ferr	Ferrum metallicum	Influ	Influenzinum
Ferr-j	Ferrum jodatum	Ins	Insulinum
Ferr-m	Ferrum muriaticum	Ip	Ipecacuanha
Ferr-p	Ferrum phosphori-cum	Iris	Iris vesicolor
Ferr-pic	Ferrum picricum	Jac-c	Jacaranda caroba
Fl-ac	Fluoricum acidum	Jatr-c	Jatropha curcas
Foll	Folliculinum	Jod	Jodum
Form-ac	Formicicum acidum	Just	Justicia adhatoda
		Just-r	Justicia rubrum
Gaert	Bacillus Gaertner (Bach)	Kali-bi	Kalium bichromicum
Gamb	Gambogia	Kali-c	Kalium carbonicum
Ganl-g	Galphimia glauca	Kali-j	Kalium jodatum
Gels	Gelsemium semper-virens	Kali-m	Kalium muriaticum (Paterson)
Glon	Glonoinum	Kali-n	Kalium nitricum
Gonoc	Gonococcinum	Kali-p	Kalium phosphoricum
Graph	Graphites	Kali-s	Kalium sulphuricum
Grat	Gratiola officinalis	Kalm	Kalmia latifolia
Gua	Guaco	Kaol	Kaolinum
Gunp	Gunpowder	Kreos	Kreosotum
Ham	Hamamelis virgi-niana	Lac-c	Lac caninum
Hed	Hedera helix	Lac-d	Lac vaccinum deflo-ratum
Helx	Helix tosta	Lach	Lachesis mutans
Hell	Helleborus niger	Lap-a	Lapis albus
Helon	Helonias dioica	Lath	Lathyrus sativus
Hep	Hepar sulphuris	Laur	Laurocerasus
Hist-m	Histaminum muriati-cum	Led	Ledum palustre
		Lem-m	Lemna minor
House dust	Hausstaub	Lepr	Leprominium
Hydr	Hydrastis canadensis	Lev	Levico aqua
Hydro	Hydrophyllum	Liat	Liatris spicata

150

Lil-t	Lilium tigrinum	Morph-ac	Morphinum aceticum
Lith-c	Lithium carbonicum	Mosch	Moschus
Lob	Lobelia inflata	Mur-ac	Muriaticum acidum
Luf-ac	Luffa actangula	Murx	Murex purpura
Lyc	Lycopodium clavatum	Myric	Myrica cerifera
Lyss	Lyssinum	Myris	Myristica sebifera
Mag-bcit	Magnesium borocitricum	Naja	Naja tripudians
Mag-c	Magnesium carbonicum	Nat-ac	Natrium aceticum
Mag-f	Magnesium fluoratum	Nat-c	Natrium carbonicum
Mag-j	Magnesium jodatum	Nat-m	Natrium muriaticum
Mag-m	Magnesium muriaticum	Nat-p	Natrium phosphoricum
Mag-p	Magnesium phosphoricum	Nat-s	Natrium sulphuricum
		Nit-ac	Nitricum acidum
Mag-s	Magnesium sulphuricum	Nit-s-d	Nitri spiritus dulcis
		Nuph	Nuphar luteum
Maland	Malandrinum	Nux-m	Nux moschata
Malar	Malaria officinalis	Nux-v	Nux vomica
M-arct	Magnetis polus arctis		
Med	Medorrhinum	Oeno	Oenothera biennis
Medus	Medusa	Olnd	Oleander
Meli	Melilotus	op	Opium
Meph	Mephitis putorius	Ooph	Oophornium
Merc	Mercurius solubilis	Orig	Origanum majorana
Merc-c	Mercurius corrosivus	Orni	Ornithogalum umbellatum
Merc-d	Mercurius dulcis		
Merc-j-f	Mercurius jodatus flavus	Oscilloc	Oscillococcinum
		Osm	Osmium metallicum
Merc-j-r	Mercurius jodatus ruber	Ox-ac	Oxalicum acidum
Merc-pr-r	Mercurius praecipitatus ruber	Pall	Palladium metallicum
		Passi	Passiflora incarnata
Merc-s	Mercurius sulphuricum	Parot	Parotidinum
Merc-v	Mercurius vivus	Ped	Pediculus capitis
Mez	Mezereum	Pen	Penthorum sedoides
Microc	Micrococcinum	Petr	Petroleum
Mill	Millefolium	Ph-ac	Phosphoricum acidum
M-ambo	Magnetis poli ambo	Phos	Phosphorus
M-arct	Magnetis polis australis	Phyt	Phytolacca decandra
Morb	Morbillinum	Pic-ac	Picricum acidum
Morg-co	Morgan compound	Pituin	Pituitrinum
Morg-g	Bacillus Morgan-Gaertner	Pitu-p	Pituitaria posterior
		Pix	Pix liquida

151

Plat	Platinum metallicum	Seneg	Senega
Plat-m	Platinum muriaticum	Senn	Senna
Plat-m-n	Platinum muriaticum natronatum	Sep	Sepia officinalis
		Ser-ang	Serum anguillae
Plb	Plumbum metallicum	Sil	Silicea terra
Plb-act	Plumbum aceticum	Skook	Skookum chuck aqua
Plb-j	Plumbum jodatum	Sol	Sol, Sonne
Pneu	Pneumococcinum	Sol-n	Solanum nigrum
Podo	Podophyllum peltatum	Spig	Spigelia anthelmia
Prot	Bacillus Proteus	Spong	Spongia tosta
Prun	Prunus spinosa	Squil	Squilla maritima
Psor	Psorinum	Stann	Stannum jodatum
Ptel	Ptelea trifoliata	Staph	Staphisagria
Puls	Pulsatilla pratensis	Stel	Stellaria media
Pyrog	Pyrogenium	Still	Stillingia silvatica
		Stram	Stramonium
Quas	Quassia amara	Streptoc	Streptococcinum
		Stront-c	Strontium carbonicum
Rad-br	Radium bromatum	Stroph-h	Strophantus hispidus
Ran-b	Ranunculus bulbosus	Strych-g	Strychnos gaultheriana
Rhod	Rhododendron chry-santhum	Stry-n	Strychninum nitricum
		Stry-p	Strychninum phospho-ricum
Rhus-a	Rhus aromatica	Sul-ac	Sulphuricum acidum
Rhus-t	Rhus toxicodendron	Sul-j	Sulphur jodatum
Rosm	Rosmarinus officinalis	Sulph	Sulphur
Rubell	Rubella	Syc	Bacillus sycoccus
Rumx	Rumex crispus		(by Paterson)
Ruta	Ruta graveolens	Symph	Symphytum officinale
		Syph	Syphilinum
Sabad	Sabadilla		
Sabin	Sabina	Tarax	Taraxacum officinale
Sacch	Saccharum officinale	Tarent	Tarentula hispanica
Samb	Sambucus nigra	Tarent-c	Tarentula cubensis
Sang	Sanguinaria canadensis	Teucr4	Teucrium marum verum
Sanic	Sanicula aqua		
Santa	Santalum album	Thal-s	Thallium sulphuricum
Sars	Sarsaparilla officinalis	Ther	Theridion curassavicum
Scarl	Scarlatinum	Thiosin	Thiosinaminum
Scir	Scirrhinum	Thuj	Thuja occidentalis
Scut	Scutellaria laterifolia	Thyr	Thyreoidinum
Sec	Secale cornutum	Tril-c	Trillium cernuum
Sel	Selenium metallicum	Tril-p	Trillium pendulum
Senec	Senecio aureus		

Tub	Tuberculinum bovinum Kent	Ust	Ustilago maydis
Tub-a	Tuberculinum avis	Valer	Valeriana officinalis
Tub-k	Tuberculinum Koch	Vario	Variolinum
Tub-m	Tuberculinum Marmo-rek	Verat	Veratrum album
		Verb	Verbascum thapsus
Tub-r	Tuberculinum residuum Koch	Vip	Vipera berus
Typh	Typha latifolia	Wye	Wyethia helenoides
Upa	Upas Tieute	Zinc met	Zincum metallicum
Urt-u	Urtica urens	Zinc-p	Zincum phosphoricum
Usn	Usnea barbata		

Literaturliste

1. **Agrawal, Y.R.**
Homoeopathy in Asthma, 1985, Vijay Publication, New Delhi, India
2. **Allen, H.C.**
   a. Key Notes And Characteristics With Comparisons of Some of The Leading Remedies of The Materia Medica. 8. Auflage. 1936. Boericke & Tafel. Philadelphia.
   b. Therapeutics of Fevers. 1928. Boericke & Tafel. Philadelphia.
   c. Gregg Consumption. 1946. Sett Dey & Co. 40 A, Strand Road, Calcutta.
   d. Materia Medica of The Nosodes. 1921. Reprint 1985. B. Jain Publishers, New Delhi, India.

   Allen, J.H.
   Diseases And Therapeutics of The Skin. 1902. Boericke & Tafel, Philadelphia.
3. **Allen, T.F.**
   Handbook of Materia Medica And Homoeopathic Therapeutics. 1921. Reprint 1980. B. Jain Publishers, New Delhi, India.

   Anshutz, E.P.
   a. New Old And Forgotten Remedies. Reprint 1987. B. Jain Publishers, New Delhi, India.
   b. Therapeutics by-Ways. First India Ed, World Homoeopathic Links, New Delhi, India.
   c. Sexual Ills And Diseases. Revised Ed, Homoeopathic Stores & Hospital Lahore, Pakistan.
4. **Assilem, M.**
   Folliculinum: Mist or Miasm? Paper presented at The Society of Homoeopaths. 7. International Conference at The University of Nottingham, September 1990.
5. **Aubin, M; Demarque, D.; Joly, P.; Jouanny, J.; Saint-Jean, Y.**
   Concordances Homoepathiques. 2. Ed. 1989, Centre de etudes de documentation Homoeopathiques, France.
6. **Bakhshi, N.K.**
   Homoeopathics Remedies in Verse. Reprint Ed, 1991, B. Jain Publishers, New Delhi, India.

   Banergea, s.unter S.K. Banergea
7. **Banerjee, N.K.**
   a. Realistic Materia Medica With Therapeutics Repertory. Salzer & Co, Calcutta, India.
   b. Blood Pressure, Its Ethiologie And Treatment. New Revised & Enlarged Ed, Reprint 1987, B. Jain Publishers, New Delhi, India.
8. **Bell, J.B.**
   The Homoeopathic Therapeutics of Diarrhoea. 12. Ed, Medical Book Centre, 38/18 Urdu Bazar, Lahore, Pakistan.
9. **Berjeau, J.P.H. and Frost, J.H.P.**
   The Homoeopathic Treatment of Syphilis, Gonorrhoea, Spermatorrhoea And Urinary Diseases. Reprint 1987, First Indian Ed, B. Jain Publishers, New Delhi, India.
10. **Bernard, H.**
    The Homoeopathic Treatment of Constipation (translated and revised from the second Belgium edition by T.M. Strong.) Reprinted 1989, B. Jain Publishers, New Delhi, India.

11. **Beuchelt, H.**
Konstitutions- und Reaktionstypen in der Medizin mit Berücksichtigung ihrer therapeutischen Auswertbarkeit in Wort und Bild. 5. Aufl. 1977, Karl F. Haug Verlag, Heidelberg.

12. **Bhattacharyya, H. CH.**
The Homoeopathic Family Practice. 13. Ed, M.Bhattacharyya & Co, Calcutta, India.

13. **Biachi, IVO**
Principles of Homotoxicology. Vol.1, 1989, Aurelia-Verlag, Baden-Baden.

14. **Bishamber Das, B.R.**
Select Your Remedy. Vishwamber Free Homeo Dispensary, New Delhi.

15. **Blackie, M.G.**
a. The Patient Not The Cure. 1976. B. Jain Publishers, New Delhi, India.
b. Classical Homoeopathy (Edited by D.Charles Elliot And Dr.Frank Johnson) 1. Ed 1986, Beaconsfield Publishers, England.

Blackwood, A.L.
a. A Manual of Materia Medica, Therapeutics And Pharmacology. First Indian Ed, 1959, Calcutta Economic Homoeo Pharmacy, India.
b. Diseases of Food Tract. 1909, Boericke & Tafel, Philadelphia.
c. Diseases of Kidneys And Nervous System. Reprint 1989, B. Jain Publishers, New Delhi, India.
d. Diseases of The Heart. B. Jain Publishers, New Delhi, India.

Bodman, Frank
Insights Into Homoeopathy (Edited by Anita Davies and Robin Pinsent), 1990, Beaconsfield Publishers, England.

16. **Boericke and Tafel**
Biochemistry-Physician's Quick Reference. Boericke & Tafel, Philadelphia.

17. **Boericke, W.**
Pocket Manual of Homoeopathic Materia Medica. B. Jain Publishers, New Delhi, India.

18. **Boericke, W. and Dewey, W.A.**
The Twelve Tissue Remedies of Schuessler. 6. Ed, 1947, Boericke & Tafel, Philadelphia.

19. **Boger, C.M.**
a. A Synoptic Key of The Materia Medica. 5. Enlarged Ed. Salzer & Co, Calcutta, India.
b. Boenninghausen's Characteristics And Repertory. Reprint 1986, Revised And Enlarged Ed. B. Jain Publishers, New Delhi, India.
c. Studies in The Philosophy of Healing. Reprint 1988, 2. Ed, B. Jain Publishers, New Delhi, India.

Bonnerot and Fortier-Bernoville
Ulcer of The Stomach And Duodenum (Translated by Dr. Rajkumar Mukerji from The original French), Reprint 1988, B. Jain Publishers, New Delhi, India.

Borland, D.M.
a. Homoeopathy in Practice (Edited by Kathellen Priestman), 1982, Beaconsfield Publishers, England.
b. Children Types, The British Homoeopathic Association London.
c. Digestive Drugs, The British Homoeopathic Association London.
d. Pneumonias, The British Homoeopathic Association London.
e. Some Emergenies of General Practice, 1. Ed, 1970, The Homoeopathic Medical Publishers, Bombay, India.

20. **Bose, S.K.**
Synopsis of Homoeopathic Materia Medica, Ed. 1921, Published by Sachindra Kumar Bose, Calcutta, India.
Boyd, H.
Introduction to Homoeopathic Medicine, Reprint 1982, Beaconsfield Publishers, England.

21. **Braun, A.**
Methodik der Homöotherapie 6. A., 1998, Johannes Sonntag, Stuttgart

22. **Buck, H.**
The Outline of Materia Medica And Clinical Dictionary, Reprint 1987, B. Jain Publishers, New Delhi, India.

23. **Burnett, C.**
The Best of Burnett—Collective writings published by B. Jain Publishers, New Delhi, India.

24. **Carey, George W.**
The Biochemic System of Medicine, 20. Ed, Revised 1921, Luyties Pharmacal Company, St. Louis.

25. **Cartier, F.**
Therapeutics of The Respiratory Organs (translated from French And edited by Williams, C.A.). 1919, Boericke & Tafel, Philadelphia.

26. **Chand, Diwan, H.**
    a. Peptic Ulcer, Reprint 1982, National Homoeopathic Pharmacy, New Delhi, India.
    b. Follow up of The Case, Reprint 1983, National Homoeopathic Pharmacy, New Delhi, India.
    c. A Fantasy in Materia Medica, Reprint 1981, National Homoeopathic Pharmacy New Delhi, India.
    d. Homoeopathy in Geriatrics, National Homoeopathic Pharmacy, New Delhi, India.

27. **Chatterje, T.P.**
    a. Highlights of Homoeo-Practice, 2. Ed, 1991, B. Jain Publishers, New Delhi, India.
    b. A Hand-Book of Useful Thoughts on Homoeo-Practice And Disease Terminology, 1. Aufl., 1991, B. Jain Publishers, New Delhi, India.
    c. My Random Notes on Some Homoeo Remedies Reprint – 1994, B. Jain Publishers (P) Ltd., New Delhi, India.

28. **Chakravaty, A.**
Homoeopathic Drug Personalities With Therapeutic Hints, B. Jain Publishers, New Delhi, India.
Chavanon, P. and Levannier, R.
Emergency Homoeopathic First-Aid, 1977, (übersetzt aus dem Französischen von G.A. Dudley), Thorsons Publishers Limited, Northamptonshire, England.

29. **Choudhuri, N.M.**
A Study on Materia Medica And Repertory, Reprint 1986, B. Jain Publishers, New Delhi, India.

30. **Choudhury, H.**
Indications of Miasms, B. Jain Publishers (P) Ltd., 1. Aufl., 1988, New Delhi, India.

31. **Clarke, J.H.**
    a. A Dictionary of Practical Materia Medica (3 Bände), B. Jain Publishers, New Delhi, India.
    b. Diseases of Heart And Arteries, 1940, Homoeopathic Physician Calcutta, India.

Conant, C.M.
An Obstetric Mentor, B. Jain Publishers, New Dehli, India.
32. **Cowperthwaite, A.C.**
   a. A Text Book of Materia Mecica And Therapeutics, 1960, Haren & Brothers, Calcutta.
   b. A Text Book of Gynecology, Reprint 1980, B. Jain Publishers, New Delhi, India:
33. **Demarque, D.; Jouanny, J.; Poitevin, B.; Saint-Jean, Y.**
Homoeopathic- Connaitre la Mertière Médicale, 1989, Centre d'etude et documentation Homoeopathiques, (CECH), France.
34. **Dewey, W.A.**
   a. Practical Homoeopathic Therapeutics, Reprint Ed., 1990, B. Jain Publishers, New Delhi, India.
   b. Essentials of Homoeopathic Materia MedicaL, B. Jain Publishers, New Delhi, India.
   Dey, H.K.
Rheumatism Cured by Homoeopathy, 2. Aufl., 1975, Haren And Brothers, Calcutta.
35. **Dey, S.P.**
   a. Clinical Experience With Carcinosin
   b. The X-Ray Drug Picture, Published by Sree Mudranalaya, B.S. Lane, Calcutta.
36. **Dhawale, M.L**
Principles And Practice of Homoeopathy (Teil 1 u. 2), 2. Aufl., 1986, Institute of Clinical Research, Bombay, India.
37. **Dockx, R.; Kokelenberg, G.**
Kent Comparative Repertory of The Homoeopathic Materia Medica, B. Jain Publishers, New Delhi, India.
38. **Dorcsi, M.**
Homöopathie (6 Bände), 1977, Karl F.Haug Verlag, Heidelberg.
   Douglas, H.R.
Lectures on Diseases of Chest, 1. Aufl., Indian Books & Periodicals Syndicate, New Delhi, India.
39. **Douglass, M.E.**
Skin Diseases, Reprint 1988, B. Jain Publishers (Pvt.) Ltd., New Delhi, India.
40. **Dunham, C.**
   a. Lectures on Materia Medica. B. Jain Publishers (Pvt.), Ltd., New Delhi, India.
   b. Homoeopathy, The Science of Therapeutics, 1. Aufl., 1984, Reprint 1988, B. Jain Publishers, New Delhi, India.
41. **Dury, William, V.**
Eruptive Fevers
   Eichelberger, O.
Klassische Homöopathie (4 Bände), 1982, Karl F. Haug Verlag, Heidelberg.
   a. Lehre und Praxis, 4. Aufl., 1989
   b. Praxis und Forschung, 1987, Karl F. Haug Verlag, Heidelberg
42. **Farrington, E.A.**
   a. A Clinical Materia Medica, 6.Aufl., 2. Ind. Ed 1932, B. Jain Publishers, New Delhi, India
   b. Comparative Materia Medica, B. Jain Publishers, New Delhi, India
   c. Therapeutic Pointer to Some Common Diseases, neue, umfangreichere, überarbeitete Ausgabe, Reprint 1938, B. Jain Publishers, New Delhi, India.
   d. Lesser Writings With Therapeutic Hints, Salzer & Co, Calcutta, India.

43. **Farrington, H.**
Homoeopathy And Homoeopathic Prescribing, 1955, American Institute of Homoeopathy, Philadelphia.

44. **Fisher, C.E.**
A Handbook on Diseases of Children And Their Homoeopathic Treatment, 4. Aufl., M. Bhattacharrya And Co (Pvt.) Ltd., Calcutta, India.

Fortier-Bernoville
What we Must Not do in Homeopathy (übersetzt aus dem Französischen von Rajkumar Mukerji).

Fortier-Bernoville
a. Remedies For Circulatory And Respiratory System, (übersetzt aus dem Französischen von Rajkumar Mukerji), B. Jain Publishers (Pvt.) Ltd., New Delhi, India.

b. Therapeutics of Intoxication (übersetzt aus dem Französischen von Rajkumar Mukerji), B. Jain Publishers (Pvt) Ltd., New Delhi, India.

Fortier-Bernoville et al.
a. Eruptive Fevers And Contagious Diseases of Children, (übersetzt aus dem Französischen von Rajkumar Mukerji), B. Jain Publishers (Pvt.) Ltd., New Delhi, India.

b. Therapeutics of The Diseases of Liver And Biliary Ducts, (übersetzt aus dem Französischen von Rajkumar Mukerji), B. Jain Publishers (Pvt.) Ltd., New Delhi, India.

Fortier-Bernoville and Rousseau, L.A.
'Chronic Rheumatism', (üersetzt aus dem Französischen von Rajkumar Mukerji), Reprint 1988, B. Jain Publishers, New Delhi, India.

45. **Foubister, D.M.**
a. Tutorials on Homoeopathy, 1. Aufl. 1989, Beaconsfield Publishers, England.

b. The Carcinosin Drug Picture, Indian Books & Periodicals Syndicate, New Delhi, India.

c. Notes on Helleborus Niger

d. Homoeopathy And Paediatrics, 1. Indian Ed., 1988, B. Jain Publishers (Pvt.) Ltd., New Delhi, India.

e. Constitutional Effects of Anaesthesia, Indian Books And Periodicals Syndicate, New Delhi, India.

f. Therapeutic Hints For Students of Homoeopathy, Idian Books & Periodicals Syndicate, New Delhi, India.

Gallavardin, Jean-Pierre
a. Repertory of Psychic Medicines With Materia Medica, Reprint 1989, B. Jain Publishers, New Delhi, India.

b. Psychism And Homoeopathy, 2. überarbeitete Aufl., Reprint 1987, B. Jain Publishers, New Delhi, India.

46. **Geukens, A.; Mortelmans, G.**
Carcinosinum, 1989, Vzw centrum voor Homoeopathie, Belgien, Hechtel eksch Belgium.

47. **Ghosh, S.K.**
Clinical Experiences With Some Rare Nosodes, 3. Aufl., 1976, Sm. Sushama, Rani Gosh, Calcutta, India.

48. **Gibson, D.M.**
Studies of Homoeopathic Remedies, (Herausgegeben von Marianne Harling und Brian Kaplan), 1. Aufl., 1987, Beaconsfield Publishers, England.

49. **Gladwin, F.E.**
The People of The Materia Medica World, National Homoeopathic Pharmacy, New Delhi, India.

50. **Graf, E.V.D.G.**
Pocket Book of Biochemic Practice of Medicine:

51. **Grimmer, A.H. & Fortier, B.**
Homoeopathic Treatment of Cancer, 1. Indian Ed., 1988, B. Jain Publishers, New Delhi, India.

52. **Guermonprez, M.; Pinkas, M. & Torck, M.**
Matière Médicale Homeopathique, 3. Aufl., 1989, Editions Boiron, Lyon, France.
Guernsey, H.N.
  a. Key Notes to The Materia Medica, Reprint 1984, B. Jain Publishers, New Delhi, India
  b. The Application of The Principles And Practice of Homoeopathy of Obstetrics, 2. Ind Ed., 1948, Sett Dey & Co, Calcutta, India.

53. **Gypser, K.-H.**
Kent's Minor Writings on Homoeopathy, Indian Reprint 1988, B. Jain Publishers, New Delhi, India.
Hale, E.M.
Lectures on Diseases of The Heart With Materia Medica of The New Heart Remedies, Reprint 1986, B. Jain Publishers, New Delhi, India.
Hansen, O.A.
A Textbook of Materia Medica And Therapeutics of Rare Homoeopathic Remedies, B. Jain Publishers, New Delhi, India.
Hart; C.P.
Therapeutics of Nervous Diseases, M/S Harjet & Co, New Delhi, India.

54. **Hauptmann, H.**
Homöopathie in der kinderärztlichen Praxis, 1991, Karl F. Haug Verlag, Karlsruhe.

55. **Hering, C.**
The Guiding Symptoms of Our Materia Medica, (10 Bände), B. Jain Publishers (Pvt) Ltd., New Delhi, India.

56. **Herscu, P.**
The Homoeopathic Treatment of Children, North Atlantic Books, Berkeley, California, USA.

57. **Hubbard, E.W.**
Homoeopathy as Art And Science, 1990, Beaconsfield Publishers, England.

58. **Hughes, R.**
  a. A Manual of Pharmacodynamics, C.Ringer & Co, Calcutta, India.
  b. The Principles And Practice of Homoeopathy, World Homoeopathic Links, New Delhi, India.

59. **Journals Local And Foreign; Proceedings of Seminars; Symposia; Congresses; And Personal Experiences etc.**

60. **Julian, O.A.**
  a. Dictionary of Homoeopathic Materia Medica, (übersetzt von Rajkumar Mukerji), Engl. Ed., B. Jain Publishers, New Delhi, India.
  b. Treatise on Dynamised Micro Immunotherapy (Teil 1 u. 2), B. Jain Publishers (Pvt.) Ltd., New Delhi, India.
  c. Materia Medica der Nosoden, 4. Aufl., 1980, Karl F. Haug Verlag,Heidelberg.
  d. Intestinal Nosodes of Bach-Paterson, (übersetzt aus dem Französischen von Rajkumar Mukerji), 1. Ind. Ed., 1981, Reprint 1987, B. Jain Publishers, New Delhi, India.

61. **Jollyman, N.**
My Practice of Homoeopathy, 1. Aufl. 1991, B. Jain Publishers, New Delhi, India.

62. **Kanoda, K.D.**
a. Advanced Homoeopathy, 1991, B. Jain Publishers (Pvt.) Ltd., New Delhi, India.
b. Danger Zones in Homoeopathy, B. Jain Publishers (Pvt) Ltd., New Delhi, India.

63. **Kasim Chimthana-Wala**
The Calcutta School of Homoeopathy, The Foundation for Homoeopathic Research, Bombay.

64. **Kastner, R.F.**
Bönninghausens Physiognomik der homöopathischen Arzneimittel und Arzneiver-wandtschaften, Karl F.Haug Verlag, Heidelberg, 1995.

65. **Kent, J.T.**
Lectures on Homoeopathic Materia Medica, Boericke & Tafel, Philadelphia.

66. **Köhler, G.**
Lehrbuch der Homöopathie, (2 Bände), 1988, Hippokrates Verlag, Stuttgart
Kippax, J.R.
A Hand Book of Diseases of Skin And Their Homoeopathic Treatment, Reprint 1989, B. Jain Publishers, New Delhi, India.

66. **Knerr, C.B.**
A Repertory of Hering's Guiding Symptoms of Our Materia Medica 1886, F.A. Devis Co., Philadelphia.

67. **Krack, N.**
Biotypen, 1980, Karl F.Haug Verlag, Heidelberg.
Leavitt, S.
Homoeopathic Therapeutics as applied to Obstetrics, Reprint 1989, B. Jain Publishers, New Delhi, India.
Livingston, R.
Homoeopathy, 1973, Ainsworth's Homoeopathic Pharmacy, London.
Lippe, A.V.
Key Notes And Red Line Symptoms of The Materia Medica, 1982, World Homoeo-pathic Links, New Delhi, India.
Lilienthal, S.
Homoeopathic Therapeutic, 3. Ed, 1. Aufl. Ind. 1950, Reprint 1977, Sett Dey & Co, Calcutta, India.

68. **Lutze, F.H.**
Duration of Action And Antidotes of The Principal Homoeopathic Remedies With Their Complementary And Inimical Relations. Indian Books & Periodical Syndicate, New Delhi, India.

69. **Maharaj, K.N.**
Tea, Tobacco And Homoeopathy. B. Jain Publishers (Pvt.) Ltd., New Delhi, India.
Majumdar, P.C. et al
Appendicitis Curable by Medicine, 1.Aufl, 1989, B. Jain Publishers, New Delhi

70. **Masood, M.**
How to Succeed if One Remedy Fails – Alternatives, Homoeopathic Stores & Hospi-tals, Lahore, Pakistan.

71. **Mathur, K.N.**
Principles of Prescribing, 1. Ed., 1972, B. Jain Publishers, New Delhi, India.

72. **McIntyer, E.R.**
Stepping Stones to Neurology, 1991, B. Jain Publishers,(Pvt) Ltd. New Delhi

73. **Menon, C.R.K.**
Some Constitutional Remedies, 2. Aufl., 1981, Hom.Study Centre, Cochin.

74. **Mezger, J.**
a. Gesichtete Homöopathische Arzneimittellehre (2 Bände), 1981,
Karl F.Haug Verlag, Heidelberg.
b. Artikel des Autors, die in der »Allgemeinen Homöopathischen Zeitung« veröffentlicht wurden.

75. **Micklen, R.D.**
Carcinosin – a Compendium of References.
Minton, H.
Uterine Therapeutics. 1. Ind. Aufl., 1968, Roy Publishing House, Calcutta, India.

76. **Mitra, B.N.**
Tissue Remedies, 4. Aufl., 1973, Roy Publishing House, Calcutta, India.

77. **Moffat, J.L.**
Homoeopathic Therapeutics in Ophthalmology, B. Jain Publishers, New Delhi, India.

78. **Morrison, R.**
Desktop Guide to Keynotes And Confirmatory Symptoms. Hahnemann Clinic Publishing, California, USA

79. **Mount, S.J.I.**
Migraine, 1. Aufl., 1991, B. Jain Publishers, New Delhi, India.
Mukerji, A.N.
Therapeutic Hints by Dr. Mahindra Lal Sircar, Hahnemann Publishing Company, Calcutta, India.

80. **Murphy, R.**
Homoeopathic Medical Repertory. Indian Books And Periodical Syndicate, New Delhi.

81. **Nash, E.B.**
a. Leaders in Homoeopathic Therapeutics, 6. Aufl., 1926, Boericke & Tafel, Philadelphia.
b. Leaders in Typhoid Fever, Reprint 1987, B. Jain Publishers,New Delhi, India.
c. Regional Leaders, 1. Aufl., überarbeitete Aufl. 1936, Boericke & Tafel, Philadelphia
d. Leaders in Respiratory Organs, 1909, Boericke & Tafel, Philadelphia
e. Leaders For The Use of Sulphur With Comparisons, Reprint 1989, B. Jain Publishers, New Delhi, India.

82. **Neatby, E.A.; Stonham, T.G.**
A Manual of Homoeo-Therapeutics, 2. Aufl., Reprinted 1986, B. Jain Publishers, New Delhi, India.

83. **Phatak, S.R.**
Materia Medica of Homoeopathic Medicines, Indian Books And Periodical Syndicate Karol Bagh, New Delhi.

84. **Pierce, W.I.**
Plain Talks on Materia Medica With Comparisons, 4. Aufl., 3. Ind. Ed., Haren & Brothers, Calcutta, India.

85. **Pulford, A.**
a. Key to The Homoeopathic Materia Medica, 1936, B. Jain Publishers, New Delhi, India.
b. Homoeopathic Materia Medica of Graphic Drug Pictures And Clinical Comments, B. Jain Publishers, New Delhi, India.

Quay, G.H.
A Monograph of Diseases of The Nose And Throat, 2.Aufl., 1901, Boericke & Tafel, Philadelphia.

86. **Quilisch, W.**
   a. Homöopathische Praxis; 3.Aufl., 1987, Hippokrates Verlag, Stuttgart.
   b. Homöopathische Differentialtherapie, 1980,Karl F. Haug Verlag, Heidelberg.

87. **Rastogi, D.P.**
   Homoeopathic Gems, B. Jain Publishers, New Delhi, India.

88. **Raue, C.G.**
   Special Pathology And Diagnostics With Therapeutic Hints, 1955, Sett Dey & Co, Calcutta, India.

   Roberts, H.A.
   The Rheumatic Remedies, Reprint 1985, B. Jain Publishers, New Delhi, India.

89. **Rousseau, A.L.**
   Suppurations And Neuralgia (übersetzt aus dem Französischen und herausgegeben von Rajkumar Mukerji), 1936, Hahnemann Publishing Co, Calcutta, India.

   Rousseau, L. and Fortier-Bernoville
   Diseases of Respiratory And Digestive Systems of Children (übersetzt aus dem Französischen durch Rajkumar Mukerji), Reprint 1982, B. Jain Publishers, New Delhi, India.

90. **Royal, G.**
   a. Text-Book of HomoeopathIC Materia Medica, 1920, Boericke & Tafel, Philadelphia.
   b. Text Book of Homoeopathic Theory And Practice of Medicine, 1923, B. Jain Publishers, New Delhi, India.
   c. The Homoeopathic Therapy of Diseases of The Brain And Nerves, 1928, Boericke&Tafel, Philadelphia.

91. **Sadique, H.M.**
   500 Gems From Homoeopathic Literature, 2.Aufl., 1965, Pakistan Foundation of Homoeopath, Karachi.

92. **Sankaran, P.**
   Some Notes on The Nosodes, 1978, The Homoeopathic Medical Publishers, Station Road, Bombay, India.

93. **Sankaran, R.**
   The Spiritual of Homoeopath. Homoeopathic Medical Publishers, Bombay,India.

94. **Sarkar, B.K.**
   Up-to-Date With Nosodes, 2. ind. Aufl., Roy Publishing House,Calcutta,India.

95. **Schlüren, E.**
   Homöopathie in Frauenheilkunde und Geburtshilfe, 7. Aufl., Karl F.Haug Verlag, Heidelberg 1992.

96. **Schmidt, P.**
   a. Defective Illnesses, 1. Aufl., 1980, Hahnemann Publishing, Calcutta, India.
   b. Weitere Artikel des Autors, die in verschiedenen Zeitschriften von Zeit zu Zeit veröffentlicht wurden.

97. **Shedd, P.W.**
   The Clinic Repertory, 1908, Boericke & Tafel, Philadelphia.

98. **Shepherd, D.**
   Magic of The Minimum Dose, B. Jain Publishers (Pvt.) Ltd., New Delhi, India.

99. **S.K. Banergea**
   Miasmatic Diagnosis, 1981, B. Jain Publishers, New Delhi, India.

100. **Squire, B.**
A Repertory of Homoeopathic Nosodes And Sarcodes, 1.Aufl., 1997 B. Jain Publishers, New Delhi, India.

101. **Stauffer, K.**
a. Klinische Homöopathische Arzneimittellehre. 19. A., 1998, Johannes Sonntag Verlag, Stuttgart.
b. Homöotherapie, 1986. 5. Nachdruck 1998, Johannes Sonntag Verlag, Stuttgart.
c. Symptomen Verzeichnis. 12. A. 2000, Johannes Sonntag Verlag, Stuttgart.

102. **Stiegele, A.**
Homöopathische Arzneimittellehre, Hippokrates Verlag.

103. **Stübler, M., Krug, E.**
Leesers Lehrbuch der Homöopathie (5 Bände), Karl F.Haug Verlag, Heidelberg.

104. **Templeton, W.L.**
The Homoeopathic Treatment of Influenza, Reprint 1990,B. Jain Publishers, New Delhi, India.

105. **Tyler, M.L.**
a. Homoeopathic Drug Pictures, Reprint 1970, Health Science Press,Sussex, England.
b. Some Drug Pictures (Reprint für die homöopathische Welt)
c. Pointers to Common Remedies, Reprint 1989, B. Jain Publishers, New Delhi, India.

Underwood, B.F.
Headache And Its Materia Medica, 2. ind. Aufl., 1972, Roy Publishing House, Calcutta, India.

106. **Vannier, L.**
Typology in Homoeopathy, 1992, (übersetzt aus dem Französischen von Marianne Harling). Beaconsfield Publishers Ltd., England.

107. **Vannier, L. and Poirir, J.**
Precis de Matière Médicale Homeopathique, 1992, Editions Boiron, France

108. **Voisin, H.**
a. Materia Medica des homöopathischen Praktikers, (übersetzt aus dem Französichen durch den Karl F.Haug Verlag, Heidelberg)
b. Therapeutique et Repertoire Homeopathiques du Praticien, 1988, Maloine S.A. Editeur Les Laboratoires Homeopathiques, France.

109. **Wadia, S.R.**
a. Homoeopathy in Children's Diseases, 1985, B. Jain Publishers, New Delhi, India.
b. Homoeopathy in Skin Diseases, 4.Aufl.
c. Leucoderma in Homoeopathic Treatment, 1. ind.Aufl., 1989, B. Jain Publishers, New Delhi, India.
d. Tips by Masters of Homoeopath, 2.Aufl., 1992, B. Jain Publishers (Pvt.) Ltd., New Delhi, India.

110. **Webley, D.**
Carcinosin, Internet

Wells, P.P. und Hering, C.
Symptomatic Indications of Typhoid Fever, 3.Ed. Salzer & Co, Calcutta, India.

111. **Wheeler, C.E. und Douglas, K.**
An Introduction to The Principles And Practice of Homoeopathy, 3.Ed., B. Jain Publishers (Pvt.) Ltd., New Delhi, India.

112. **Wipp, B.**
Homöopathie in Psychiatrie und Neurologie, 1979, Karl F.Haug Verlag, Heidelberg.

113. **Wood, J.C.**
Clinical Gynaecology, 1. ind. Ed, Sett Dey & Co, Calcutta, India.
114. **Zimmermann, W.**
Homöopathische Arzneitherapie. 5. A. 1990, Johannes Sonntag Verlag, Regensburg.
115. **Zissu, Roland**
Matière Medicale Homeopathique Costitutionelle (2 Bände), 1989, Edition Boiron, S.A. France.